T0123479

essentials

essentials liefern aktuelles Wissen in konzentrierter Form. Die Essenz dessen, worauf es als „State-of-the-Art" in der gegenwärtigen Fachdiskussion oder in der Praxis ankommt. *essentials* informieren schnell, unkompliziert und verständlich

- als Einführung in ein aktuelles Thema aus Ihrem Fachgebiet
- als Einstieg in ein für Sie noch unbekanntes Themenfeld
- als Einblick, um zum Thema mitreden zu können

Die Bücher in elektronischer und gedruckter Form bringen das Expertenwissen von Springer-Fachautoren kompakt zur Darstellung. Sie sind besonders für die Nutzung als eBook auf Tablet-PCs, eBook-Readern und Smartphones geeignet. *essentials:* Wissensbausteine aus den Wirtschafts-, Sozial- und Geisteswissenschaften, aus Technik und Naturwissenschaften sowie aus Medizin, Psychologie und Gesundheitsberufen. Von renommierten Autoren aller Springer-Verlagsmarken.

Weitere Bände in der Reihe http://www.springer.com/series/13088

Ralf T. Vogel

Psychotherapie in Zeiten kollektiver Verunsicherung

Therapieschulübergreifende Gedanken am Beispiel der Corona-Krise

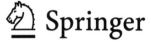 Springer

Ralf T. Vogel
Ingolstadt, Deutschland

ISSN 2197-6708   ISSN 2197-6716   (electronic)
essentials
ISBN 978-3-658-30945-9   ISBN 978-3-658-30946-6   (eBook)
https://doi.org/10.1007/978-3-658-30946-6

Die Deutsche Nationalbibliothek verzeichnet diese Publikation in der Deutschen Nationalbiblio-
grafie; detaillierte bibliografische Daten sind im Internet über http://dnb.d-nb.de abrufbar.

Planung/Lektorat: Monika Radecki
Springer ist ein Imprint der eingetragenen Gesellschaft Springer Fachmedien Wiesbaden GmbH
und ist ein Teil von Springer Nature.
Die Anschrift der Gesellschaft ist: Abraham-Lincoln-Str. 46, 65189 Wiesbaden, Germany

Was Sie in diesem *essential* finden können

- Psychotherapie in und mit kollektiven Ausnahmeszenarien
- Verunsicherung und der Verlust von Eindeutigkeiten
- Ausnahmezeiten: Existenzielle Therapeut*innen wider willen
- Konsequenzen für die therapeutische Praxis

Vorwort

„… schlicht schreiben, was man in den Heimsuchungen lernen kann…" (Albert Camus: Die Pest, 1947)

Der vorliegende Text entwickelte sich in der ersten Hälfte des Jahres 2020, in der die Bürger Europas im Allgemeinen, aber auch die Berufsgruppe der Psychotherapeut*innen durch die weltweite und schließlich auch bei uns ankommende Ausbreitung einer Unterform der lange bekannten Coronaviren vor große Herausforderungen gestellt wurden. Es fließen die in diesen Monaten gemachten Erfahrungen als Psychotherapeut und als Supervisor sowie die Gespräche, die Unterstützung suchenden Menschen im Rahmen einer psychotherapeutischen Corona-Telefonsprechstunde geführt wurden ein, auf dem Boden der therapeutischen Ausrichtung des Autors. Die im Untertitel benannte ,therapieschulübergreifende' Perspektive meint dass, einem zeitgemäßen integrativen Gedanken folgend (vgl. Vogel 2005) auf der theoretischen Ebene ,brauchbare' philosophische und soziologische Erkenntnisse sowie v.a. psychodynamische wie auch modern verhaltentherapeutische Entwicklungen, ergänzt durch eine Auswahl an Studien der akademischen, v.a. (sozial-)psychologischen Wissenschaften einbezogen wurden. Bei all dem und bei der Suche nach hoffentlich hilfreicher praxisrelevanter Literatur wurde deutlich, dass das schlagwortartig mit ,Corona' bezeichnete soziale und psychotherapeutische Szenario wohl prototypisch für Zeiten existenzieller Herausforderungen ist. Es geht um eine erlebte Ungewissheit, die nicht in der Biografie des/der Einzelnen, sondern in der gerade gegeben Zeit verankert ist. Früher als Heimsuchungen, Geißeln der Menschheit oder Plagen bezeichnet, sind heute Terror- Aufruhr- und Kriegsszenarien, Umwelt- und Naturkatastrophen und auch politische oder ökonomische Ausnahmesituationen zusammenzufassen. Es wird der ,Ausnahmezustand' ausgerufen, der ,Katastrophenfall' wird erklärt, sog. „komplexe Gefahren- und

Schadenslagen" werden beschrieben und ‚Notfallverordnungen bzw. -gesetze'
treten in Kraft. Letztere weisen meist sowohl caritative (wie und wo muss bzw.
kann den Menschen geholfen werden?) als auch restriktive (wie und wo müssen
bzw. können die Menschen eingeschränkt und verpflichtet werden?) Aspekte auf
und tragen im besten Fall zur Entängstigung, nicht selten aber eher zu weiterer
Irritation bei. Dem gesamten Ablauf eines solchen Szenarios steht der Großteil
der Bevölkerung – und damit auch die PatientInnen und gleichermaßen ihre
TherapeutInnen – meist passiv und ohnmächtig gegenüber und alle möglichen
Katastrophen-Facetten haben gemeinsam, dass ein allgemeines, ganze Gesell-
schaften betreffendes Gefühl von Bedrohung und Angst und damit eng verbunden
von existenzieller Verunsicherung entsteht. Diese Gefühle können primär sein
und uns zur Auseinandersetzung mit den Gegebenheiten unserer Existenz heraus-
fordern, sie können sich aber auch an bereits latent oder manifest vorhandenen
Vulnerabilitäten „anheften", diese dann vielleicht erstmals bewusst machen oder
sie zusätzlich verstärken. Das gilt für die Menschen generell, also für unsere
PatientInnen, aber auch für uns TherapeutInnen selbst. Die sog. „Corona-Krise"
wird nicht das letzte kollektive Verunsicherungsszenario in Mitteleuropa bleiben.
Überhaupt ist der Terminus „Corona" von seiner ursprünglich wegen seines
kranzförmigen (lat.: *corona:* Krone, Kranz) Aussehens einer bestimmten Virus-
familie in der Biologie genutzten Verwendung (eine durch das Coronavirus
SARS-CoV-2 (Severe Acute Respiratory Syndrome-Corona Virus -2) hervor-
gerufene virale Infektion), inzwischen zu einem soziologisch und psychologisch
polysemantischen Terminus mit hoher symbolischer Aufladung mutiert. Die
dauergenutzte Redewendung „wegen Corona" gaukelt eine biologische Kausali-
tät meist nurmehr vor (vgl. dazu die Rede vom „virologischen Imperativ" des
Bonner Philosophen Markus Gabriel, 2020). Wie immer in solchen Fällen der
Unsicherheit und kollektiven Irritation sind wir PsychotherapeutInnen besonders
dazu aufgerufen, uns eine – persönliche und therapeutische – Haltung erwerben,
um damit zum eigenen und zum Wohl der Hilfe suchenden Menschen einen guten
Umgang mit der erlebten Verstörung zu finden. Der vorliegende Text möchte dazu
beitragen indem zum einen grundlegende Überlegungen zu den sozialen, v.a. aber
intrapsychischen Prozessen in kollektiven „Zeiten der Verunsicherung" angeboten
werden, die hoffentlich jede/n Einzelne/n zum Weiterdenken in seiner jeweils
individuellen Richtung anregen. Zum anderen sollen auch konkrete Aspekte
zur therapeutischen Praxis angesprochen werden. Es wird sich dabei heraus-
stellen, dass das, was uns als Herausforderungen für die Psychotherapie in den
Tagen der Heimsuchungen begegnet, auch eine generelle Weiterentwicklung der

psychotherapeutischen Theorie und Praxis bedeuten kann, wenn wir uns auf sie wirklich einlassen…

Der Text ist so verfasst, dass er entweder im Ganzen und aufeinander aufbauend oder auch lexikalisch nur bestimmte, gerade interessierende Kapitel betreffend, gelesen werden kann. Oft werden, der Kompaktheit geschuldet, einzelne Gedankenstränge, bisweilen hoffentlich zur Weiterbeschäftigung animierend, nur angerissen. Nach vielen Kapiteln gibt es einige Literaturhinweise, um bei Bedarf rasch am jeweiligen Thema weiterarbeiten zu können.

Ralf T. Vogel

Inhaltsverzeichnis

Einführung

1

Die Befundlage bzgl. der psychischen Folgen kollektiver Katastrophenzeiten ist eindeutig. V. a. US-amerikanische Szenarien wie der Terroranschlag von 9/11 oder der Hurrikan Katrina sind psychoepidemiologisch gut untersucht. Zunächst kommt es in vielen Fällen zu einer sog. ‚Akuten Belastungsstörung'. Auch wenn ein Großteil der Betroffenen sich spontan erholen und manche Symptome wie etwa die Suizidalität zeitweise sogar rückläufig zu sein scheinen, so ist doch zu beobachten, dass v. a. Posttraumatische Belastungsstörungen, Depressionen, Substanzabhängigkeiten und auch sog. ‚Anhaltende komplizierte Trauerreaktionen' in der Folge deutlich zuzunehmen. Da die Akute Belastungsstörung in verschiedenen Untersuchungen als guter Prädiktor für das Risiko einer späteren PTBS ist, gilt es hier bereits zu intervenieren. Eine aktuelle Studie aus Canada um die Professorin für Intensivmedizin Laura Hawryluck weist zudem auf eine hohe und mit der Dauer der Isolierung steigende Prävalenzrate psychopathologischer Symptome in Quarantäneszenarios hin (Hawryluck u. a. 2020). Aktuelle Aussagen im Rahmen der ‚Corona-Krise' weisen ebenso auf eine Zunahme von Ängsten und Depressionen bis hin zu Suizidversuchen hin (z. B. Spitzer 2020), mit einer „voraussichtlich lang dauernden Phase zunehmender Inanspruchnahme des psychiatrisch-psychotherapeutischen Versorgungssystems" (Zielasek u. Gouzoulis-Mayfrank 2020, S. 251).

Die im Zusammenhang mit kollektiven Notszenarien zu bestimmende, besondere Form der Traumatisierung, bedarf noch genauerer Erforschung, entspricht jedoch wohl am ehesten dem sog. Typ-II Trauma als Folge langzeitlicher Extrembelastung. Hinzu kommt der Befund, dass v. a. psychisch bereits vorbelastete Menschen auf zusätzliche eventuell traumatisierende Ereignisse mit weiteren psychischen Symptomen oder Verstärkung des bisherigen Leides reagieren. (Kröger 2013).

Zusätzlich zu diesen Risiken der Entwicklung individueller psychischer Störungen kommt es auch gesellschaftlich zu einer Art psychischen „Symptombildung". Als psychopathogene Erscheinungen sind hier z. B. die Hamsterkäufe oder die steigende Attraktivität von Verschwörungstheorien zu nennen, die einerseits als Reaktion auf erlebten Ängste und Hilflosigkeiten zu verstehen sind (s. u.) diese aber in einer Zirkelwirkung auch verstärken können. Und auch ein individuelles aber eben auch soziales permanentes Hyperarousal bis hin zu vermehrter Aggression durch andauernde Frustrationen und Einschränkungen werden auf gesellschaftlicher Ebene sichtbar (z. B. die gemeldeten Fälle häuslicher Gewalt, gewalttätige Demonstrationen etc.). All dies spricht für eine erhöhte Verantwortung und ein erhöhtes Engagement der Psychotherapeut*innen in Zeiten kollektiver Ausnahmezustände.

Die Ausgangslage

Die psychotherapeutische Praxis in den deutschsprachigen Ländern entwickelte sich bisher in einem gesellschaftlichen Klima von Frieden und Sicherheit und konnte sich unter diesen Bedingungen als fester Bestandteil des Gesundheitssystems und der Gesellschaft etablieren. Im Gegensatz etwa zu den Arbeitsumgebungen von Kolleg*innen in Ländern des Nahen Ostens oder auch vielen afrikanischen Staaten wurde Psychotherapie bei uns auf dem Boden eines generellen Gefühls sozialer Stabilität und in Abwesenheit grundsätzlicher Gefahrenszenarien praktiziert. Durch globale Krisen wie zuletzt der Corona-Pandemie schwindet diese bisher selbstverständliche Basis und eine allgemeine, auch den/die Therapeut*in erfassende Verunsicherung zieht in die Praxen ein. Dabei sehen sich Therapeut*in und Patient*in den gleichen ängstigenden und verstörenden Einflüssen etwa seitens der Medien oder der Politik ausgesetzt, auch der/die Therapeut*in ist in seinen/ihren Bewältigungs- und Abwehrmöglichkeiten herausgefordert und muss sich zu den umgebenden, manchmal dramatischen Ereignissen eine persönliche Stellung erarbeiten. Dies wird umso dringlicher als die gespürte Verunsicherung existenzielle Themen wie Todesangst, Freiheit oder Einsamkeit aktiviert, die prinzipiell für den Menschen eine nie endende Herausforderung darstellen und letztendlich ‚unlösbar' bleiben. Gleichzeitig beeinflusst die nunmehr sehr bewusst gewordene gemeinsame existenzielle Basis die therapeutische Beziehung drastisch, da der/die Therapeut*in sich jetzt nicht mehr in der Illusion einer von außen das Problem des/der Patient*in betrachtende Position befindet.

V.a. durch die mit Covid-19 *(coronavirus disease 2019)* verbundene erhöhte Auftretenswahrscheinlichkeit einer schweren Lungenerkrankung mit damit verbundener erhöhter Mortalität einiger Bevölkerungsgruppen und die hohe

Ansteckungswahrscheinlichkeit durch soziale Kontakte, kam es ab Januar 2020 zur Konfrontation mit einer medial offensiv kommunizierten kollektiven Gefahrenlage, wie wir sie in den deutschsprachigen Ländern seit dem zweiten Weltkrieg nicht mehr gekannt haben (geschichtlich finden wir, allerdings in abgeschwächter Form, ähnliche sozialpsychologische Verhältnisse etwa zur Zeit der Reaktorkatastrophe in Tschernobyl, evtl. in der BRD auch in den Jahren des RAF-Terrors). Dementsprechend unvorbereitet traf die Situation unsere Berufsgruppe. Während z. B. katastrophenerprobte Kolleg*innen in Nord- Mittel- und Südamerika oder kriegs- und terrorerprobte KollegInnen in Israel und Palästina inzwischen einen reichen theoretischen und praktischen Erfahrungsschatz im (Durch-)Halten psychotherapeutischer Prozesse auch in Situationen allgemeiner Angst und Gefahr erworben haben, ist die letzte kollektiv-existenziell verunsichernde Gesamtsituation für Psychotherapeut*innen bei uns in der Nazi- und Weltkriegszeit auffindbar (eine Ausnahme bilden wohl die kleine Gruppe von Traumatherapeut*innen, die sich immer wieder in Krisen-gebiete der Welt begibt und dort versucht, psychotherapeutische Basisarbeit zu leisten sowie einige Militärpsycholog*innen). Entsprechend wenige wissen-schaftliche Texte oder gar Studien sind zu finden (neuere Erkenntnisse stammen meist aus chinesischen Untersuchungen und sind oft nur bedingt auf mittel-europäische Verhältnisse übertragbar) und entsprechend chaotisch waren die Reaktionen der psychotherapeutischen PraktikerInnen hierzulande, und dies obwohl vonseiten der Kammern und vieler Berufsverbände rasch weitestmögliche Orientierung angeboten wurde. Die (Re-)Aktionen der deutschsprachigen Psycho-therapeut*innen unterschieden sich, wieder einmal und wie sollte es auch anders sein, nicht wirklich von denen der Allgemeinbevölkerung. Allerdings sucht die Bevölkerung in diesen Zeiten forciert nach Orientierung durchaus ist in Aus-nahmezeiten eine erhöhte Medienpräsenz psychotherapeutischer Expert*innen zu beobachten. Neben solchen distanzierten und nicht selten von Intellektua-lisierungen (mit-)bestimmten sozialen Auftritten abgesehen waren die Reaktionen unserer Berufsgruppe ernüchternd. Von möglichst langen Verleugnungsversuchen bis hin zu rascher Katastrophisierung reichten die Reaktionen. Manche Therapeut*innen boten ihren Patient*innen ein engeres ‚Zusammenrücken' an, andere schlossen weitestgehend ihre Praxen und zogen sich nähephobisch ins Private zurück. Obwohl Psychotherapeut*innen mit ihrer, doch insgesamt recht unsicheres Terrain erforschenden Wissenschaft, und den schwierigen, oft unein-deutigen therapeutischen Beziehungskonstellationen, an die Arbeit in und an Ver-unsicherungen gewohnt sind (das Unbewusste ist schließlich das Ungewisse und Verunsichernde schlechthin), stellt ein pandemisches Bedrohungsszenario augen-scheinlich doch eine neue Qualität der therapeutischen Herausforderung dar.

Zum Weiterlesen:
Bering, R., Eichenberg, Ch. (Hg). Die Psyche in Zeiten der Corona-Krise.
Benoy, Ch. (Hg.): Covid-19 – Ein Virus nimmt Einfluss auf unsere Psyche.

Psychotherapie in und mit kollektiven Ausnahmeszenarien

3.1   Notfallpsychologie

Psychotherapeut*innen werden in kollektiven Ausnahmesituationen beruflich in zweierlei Hinsicht gefordert. Zum einen müssen sie ihr therapeutisches Handeln an die sozialen Umstände sowie an die veränderte psychische Situation ihrer Patient*innen anpassen. Davon soll der folgende Abschnitt handeln. Zum andern aber sind sie notfallpsychologisch und präventiv gefragt, sie sollen Antwort geben auf die Frage nach Möglichkeiten, in der jeweils aktuell gegebenen Situation schwerer psychosozialer Zusatzbelastung und Begrenzung der Möglichkeiten (etwa durch Ausgangsbeschränkungen) die Widerstandsfähigkeit der Menschen zu stärken, ein psychologisches Notfallmanagement aufzulegen und psychische Krisen abzumildern oder wenn möglich gar zu verhindern. Sichtet man hier die öffentlich gemachten Vorschläge der psychotherapeutischen Kammern, Institute und Berufsverbände, so ergibt sich eine Reihe notfallpsychologischer Empfehlungen:

> **Übersicht**
>
> Psychotherapeutische und psychohygienische Empfehlungen
>
> - Erarbeitung einer persönlichen Zeit- bzw. Tagesstruktur
> - Suche nach Möglichkeiten der Sinnesanregung (Musik, Bilder, Geschmackssinn)
> - Achten auf eine ausgewogene Ernährung

R. T. Vogel, *Psychotherapie in Zeiten kollektiver Verunsicherung,* essentials, https://doi.org/10.1007/978-3-658-30946-6_3

- Achten auf genügend Bewegung (Gymnastik, Hometrainer)
- Aufrechterhalten wichtiger Sozialbeziehungen und gleichzeitige Abgrenzung gegen zu viel Nähe (etwa in Quaratänesituationen)
- Diversifizierte und seriöse Information bei deutlicher zeitlicher Begrenzung der Informationsaufnahme ausf 2–3 Berichterstattungen tägllich
- Kompensatorische Aktivitäten (sammeln ermutigender Informationen, Beschäftigung mit den „Schönen Künsten", bibliotherapeutische Aktivitäten)
- Erarbeitung eines Notfallplans und Auflistung von Hilfsmöglichkeiten sowie aktives Aufsuchen von Hilfsinstitutionen bei starken Sorgen und Ängsten, beständiger Beschäftigung mit der katastrophenbezogenen Themen, sozialem Vermeidungsverhalten, Alkohol- oder Drogenmissbrauch oder schwer kontrollierbarer Aggression
- Suche nach Chance und Positivem (z. B. die Vorteile einer Entschleunigung, die Möglichkeit gemeinsam verbrachter Zeit, das Finden neuer Interessen, das Kennenlernen neuer Aspekte der eigenen Persönlichkeit)

Zusätzlich zu diesen Maßnahmen ist an Module aus der Traumatherapie zu denken.

Zum Weiterlesen:

- Kröger, Ch. (2013). Psychologische Erste Hilfe.
- Lasogga, F, Gasch, P. (2008): Notfallpsychologie Bzgl. des Umgangs mit Kindern und Jugendlichen ist u.a. die website www.corona-und-du.info der Kinder-und Jugendpsychiatrie der LMU München und der Beisheim Stiftung zu empfehlen

3.2   Ambulante und stationäre Psychotherapie

Allgemeine, nicht auf einzelne Individuen bezogene Krisenzeiten haben Bedrohungsempfindungen und existenzielle Verunsicherung als gesellschaftlichen Rahmen psychotherapeutischen Handelns zur Folge. Was meint nun also, unabhängig vom konkreten therapeutische Setting, therapeutisches Arbeit *in* und *mit* kollektiven Ausnahmeszenarien?

A) Die Arbeit *in* der kollektiven Ausnahmesituation meint zunächst die Betroffenheit aller an der psychotherapeutischen Arbeit Beteiligten, also Therapeut*in und Patient*in, sämtlicher Familienmitglieder oder Gruppenteilnehmer*innen etc. gleichermaßen. Gleichzeitig weist sie auf die entstehenden Besonderheiten hin, z. B. die Konsequenzen von Ausgangsbeschränkungen und Passierscheinplicht, die Notwendigkeit abzuschätzen ob ein sog. ‚Präsenztermin' denn wirklich notwendig sei bis hin zur Frage einschneidender Settingveränderungen. Dazu gehören v. a. folgende drei Aspekte

– Telepsychotherapie

  Im deutschsprachigen Raum liegen noch kaum gesicherte Erkenntnisse über psychotherapeutische Interventionen außerhalb des üblichen Praxissettings vor. Dies obwohl zumindest in Ausbildungskontexten Video-Selbsterfahrungen mit Auszubildenden in anderen Ländern therapieschulübergreifend durchaus üblich und daher schon ein erheblicher Erfahrungsschatz vorhanden ist. Es ist hier nicht der Ort, Theorie und Praxis von Teletherapie ausführlich zu erörtern (vgl. dazu z. B. Scharff 2018). Einige Kolleg*nnen sind darin schon geübt, für andere bedeutete der entsprechende Aufruf von Kammern und Berufsverbänden eine große und bisweilen ängstigende Herausforderung. Mit den Patient*innen zu telefonieren ist in Einzelfällen den Psychotherapeut*innen durchaus vertraut, das nun hinzukommende Bild verunsichert zunächst nicht selten beide Seiten. Das Video ist kommunikationsfördernd und kommunikationsgefährdend zur gleichen Zeit und es ist auch bei sog. ‚sicheren Anbietern' von Videoportalen ungewiss, wer da potenziell ‚sonst noch zuhört'. Zudem sind Unterbrechungen der Qualität von Bild und Ton zwar nicht mehr die Regel, können bisweilen aber auftreten. Sicher nicht automatisch, aber bisweilen ist eine Übertragungs- (und Gegenübertragungs-)Beeinflussung dadurch unvermeidlich. Der abwesende Körper macht per se eine anderes unmittelbares Beziehungsgefühl und bei manchen Patient*innen werden bisweilen implizite Erfahrungen mit physisch abwesenden primären Bezugspersonen der Säuglings- und Kleinkindzeit deutlich. Bzgl. der Gegenübertragung, also der affektiv-kognitiven Haltung des/der Therapeut*in der therapeutischen Situation, spielt auch die Tatsache eines ‚virtuellen Hausbesuchs' eine Rolle. Wir erleben unsere Patient*innen plötzlich in ihrer häuslichen Umgebung, sehen Teile ihres Wohnumfelds und bisweilen huschen sogar vor der offiziellen Stunde Familienangehörige oder Haustiere durchs Bild. All dies ist v. a. für psychoanalytisch arbeitende Kolleg*innen Neuland und muss sorgfältig reflektiert und u. U. aktiv in die Behandlung eingebracht werden.

– Therapie mit Schutzmaske

2016 veröffentlichte das Allensbach-Institut eine Studie die verkündet, ca 55 % der zwischenmenschlichen Kommunikation erfolgten über Gestik und Mimik. Deren Wahrnehmung ist durch einen sog. ‚Mund-Nasenschutz' erheblich beeinträchtigt, was zu einer substanziellen Veränderung der therapeutischen Situation führt. Das Fehlen relevanter (mimischer) Informationskanäle könnte u. U. weniger ein Problem für Analytiker*innen., darstellen, die ein Arbeiten ‚hinter der Couch' gewohnt sind. Große Probleme sind jedoch bei der Therapie von PatientInnen mit schwereren interaktionelle Störungen, sog. „Frühstörungen" zu erwarten. Die Maske und das auch für die psychotherapeutische Praxis verordnete „physical distancing" reaktiviert u. U. auch hier die Erfahrungen mit der (bisweilen mangelhaften) Realanwesenheit der Mutter (vgl. die Befunde der Bindungsforschung bzgl. des Zusammenhangs zwischen physischer Präsenz und dem Aufbau einer sicheren Beziehungsbasis) und führt u. U. zu „psychological expierienced distancing" mit schwerwiegenden Folgen für den therapeutischen Prozess.

Es scheint allerdings kein eindeutiges Muster zu geben, wie Patient*innen und Therapeut*innen auf dieses Setting reagieren. Wichtig ist aber die ausführliche Reflexion der beidseitigen Gefühlslage und das ehrliche Gespräch darüber. Wir gehen direkt über in ein Arbeiten *mit* den Auswirkungen der Corona-Krise (s.u.), wenn es gelingt, die entstehenden Gedanken und Affekte aufzugreifen und für den therapeutischen Prozess nutzbar zu machen.

– Therapie hinter Glasscheiben
   Um die großen Beeinträchtigungen durch das Tragen einer Schutzmaske zu vermeiden gehen manche psychotherapeutische Praxen und Ambulanzen dazu über, zwischen den Beteiligten Glasscheiben zu positionieren, die die Ansteckungsgefahr verringern sollen. Auch hier bleibt die Verfremdung der therapeutischen Situation nicht ohne Einfluss auf das therapeutische Paar und auch hier ist die gemeinsame, hermeneutische Reflexion der mit einer realen Gefährlichkeit füreinander einhergehenden Emotionen und Fantasien das Mittel der Wahl.

Neben diesen ganz konkreten Aspekten geht es bei der Frage nach Psychotherapie *in* der kollektiven Ausnahmesituation aber auch grundlegend um die Selbsteinschätzung der psychotherapeutischen Zunft als „systemrelevant" und um die Frage, ob psychotherapeutische Gesichtspunkte, etwa eine erhöhte psychische Belastung der Menschen durch freiheitsbeschränkende Maßnahmen, gleichberechtigt mit naturwissenschaftlichen Argumenten in die soziale und

politische Diskussion einzubringen sind. Auch die eventuell von unserer Berufsgruppe zu leistende (sozial-)psychologische und therapeutische Einflussnahme
auf die gesamtgesellschaftliche Situation, indem etwa unbewusste kollektive
Verarbeitungs- und Abwehrstrategien aufgezeigt werden oder auch ganz konkret
Ratschläge und psychotherapeutische Hilfen (z. B. Video- oder Telefonsprech-
stunden) angeboten werden, ist hier zu nennen (vgl. z.B. Taylor 2020).

B) Die Arbeit *mit* dem Ausnahmezustand meint die Rolle, die das
Bedrohungsumfeld innerhalb der therapeutischen Themenstellung spielt oder
spielen kann. Sprechen wir aktuell von Psychotherapie *mit* Corona, so ist damit
selbstverständlich nicht die therapeutische Arbeit während der Erkrankung an
einer Corona-Infektion gemeint, sondern die Nutzung des Bedeutungs- und
Fantasiefeldes von ‚Corona‘ für den psychotherapeutischen Prozess. Während die
kausale Frage nach der Ursache einer aktuellen Problematik im Falle von Epi-
demien in der Biologie, im Falle von Kriegen in Politik und Ökonomie und im
Falle von Naturkatastrophen in der Umwelt zu suchen ist, ist die *finale* Frage
der Psychotherapie per se eine psychologische und frägt in unserem Falle, ob
wir der gerade vorherrschenden Situation einen psychologischen Sinn, eine
Richtung geben können. Zugespitzt geht es um die zunächst irritierende Frage
„Wozu Corona?". Das Bemühen von Therapeut*in und Patient*in richtet sich
also darauf, Hypothesen zu erarbeiten, was die gerade vorherrschende Ausnahmesituation „von einem wollen" könnte, d. h. ob sie uns auf ein für uns relevantes
übergeordnetes Ziel hinweisen könnte. Diese Ziele können kurzfristig sein, z. B.
das Leben zu entschleunigen und sich mehr Zeit für wichtige Beziehungen zu
nehmen. Ein konkretes Beispiel hierfür könnte auch die Aufmerksamkeit sein,
die in Pandemieszenarien auf die körperliche Nähe bzw. den Abstand gelegt wird.
Diese lästige Notwendigkeit könnte uminterpretiert werden in eine Achtsamkeits-
übung. Wieviel Nähe möchte ich eigentlich, wann wird es mir zu viel, wann ist es
mir zu wenig? Und rasch ist dann auch der Bezug zur psychischen Nähe gezogen.

Die aufscheinenden Ziele können aber auch sehr grundsätzlich formuliert
werden. Dann sind sie meistens bezogen auf grundlegendere Werte oder ein
existenzielles Thema (s.u.). Deutlich wird hierbei auch die potenziell kreativitäts-
fördernde Reaktion jeglicher Krise, wie sie in der einschlägigen Psychotherapie-
literatur seit Langem beschrieben ist (z. B. Kast 2017). ‚Corona‘ wird hier zu
einem umfassenden Symbol.

Mit Corona zu arbeiten kann auch bedeuten, die Gedanken und Gefühle,
die die Krisenzeit im/in der Patient*in erzeugt aufzunehmen und zum Gegenstand des therapeutischen Arbeitens nicht nur im Sinne einer aktuellen Krisenbewältigung sondern als Teil des gesamten therapeutischen Prozesses zu nutzen.
Dabei ist zunächst genau darauf zu achten, welche Aspekte der Krise denn genau

einen Impact auf das Seelenleben des/der Patient*in haben und welche weitgehend unbeachtet bleiben. Diese Fokussierungen sind höchst individuell und haben direkt mit der Psychodynamik der Patient*innen zu tun, bieten zu dieser also einen guten und aktualisierten Zugang. In diesen Kontext gehört auch die zunächst seltsam anmutende Formulierung einer Psychotherapie *statt* Corona. Hiermit ist die Arbeit an psychotherapeutischen Themen, die zunächst und augenscheinlich nichts mit Corona zu tun haben (etwa wie sie schon lange vor der ‚Corona-Krise‘ bestanden) gemeint. Diese und etwaige aktuelle Problemstellungen können die Tatsache, dass sich die soziale Umgebung insgesamt in einem Ausnahmezustand befindet, mehr oder weniger überdecken, ja banal erscheinen lassen. Bedeutsamer ist dies allerdings, wenn Therapeut*in und Patient*in einer stillschweigenden und oft unbewussten Übereinkunft das aktuelle Krisenszenario als Gesprächs- und Reflexionsinhalt vermeiden, weil damit zu viele verunsichernde weil existenzielle Themen bewusst werden könnten.

Zum Weiterlesen:

Taylor, St. (2020): Die Pandemie als psychologische Herausforderung

---

Einschub: Die psychotherapeutische Corona-Telefonsprechstunde

Vom 24.03.2020. bis zum 18.05.2020. wurde im bayrischen Ingolstadt eine ehrenamtlich organisierte, explizit als ‚psychotherapeutisch‘ beschriebene „Corona-Telefonsprechstunde“ angeboten und über die lokalen Medien beworben. Es sollte um niedrigschwellige, wenn gewünscht anonyme und wenn möglich eher kurze, stützende, edukative und weitervermittelnde Kontakte gehen, um rasch bei sog. „pandemiebezogenen psychischen Notlagen“ (Taylos 2020, S. 145) helfen zu können. Ein solches Vorgehen ist notwendig, da entsprechend den Erfahrungen früherer Großkatastrophenlagen von sich aus „belastete Personen nicht unbedingt psychosoziale Hilfe in Anspruch nehmen, sodass sich eine psychische Störung entwickeln und diese chronifizieren kann.“ (Kröger 2013, S. 2). Das Angebot der Telefonsprechstunde ist fachlich im Beriech der sog. ‚Psychosozialen Notfallhilfe‘ einzuordnen, mit einer klaren psychotherapeutischen Ausrichtung, etwa wenn individuelle Vulnerabilitätsfaktoren eruiert und Resilienzen unterstützt werden. Dies erschien rasch und unbürokratisch notwendig, denn „in allen empirischen Untersuchungen und auch in Einsatzerfahrungen ist unstrittig, dass Psychosoziales Krisenmanagement und Psychosoziale Notfallversorgung (PSNV) in komplexen Gefahren- und Schadenslagen wesentlich dazu beitragen, das relative Sicherheitserleben der Betroffenen zu verbessern, Ängste zu reduzieren und zu beruhigen, das Erleben von Selbstwirksamkeit und soziale Anbindung zu stärken und Hoffnung zu vermitteln" (Schedlich 2020, S. 17 f). Die Gesprächsführung orientierte sich zum einen an Konzepten wie der Psychischen Ersten Hilfe (PEH, z. B. Lasogga 2008), zum andern aber auch an psychotherapeutischen Grundlagen wie der Psychotraumatologie, der Trauerforschung etc. Die Gespräche wurde in einem einfachen Dokumentationssystem niedergelegt. Entgegen den intuitiven Erwartungen war die Inanspruchnahme des Angebots eher verhalten. Insgesamt wurden 22 Telefonberatungen durchgeführt 17 Anruferinnen waren weiblich, 5 Anrufer männlich, Mehrfachanrufe waren selten. Die Altersverteilung reichte, soweit bekannt, von 27 bis 90 Jahren mit einem sehr deutlichen Schwerpunkt in der zweiten Lebenshälfte (11 Ratsuchende (50 %) waren über 50 Jahre, 8 (36%) davon sogar über 60 Jahre alt), was nicht dem Altersdurchschnitt in psychotherapeutischen Praxen entspricht (der Anteil der über 60-jährigen dort wird üblicherweise mit ca 4–5 % beziffert (z. B. Imai u. a. 2008)). Bzgl. der vorherrschenden Affektlage waren bei 9 Gesprächspartner*innen Angst in verschiedenen Ausprägungsgraden bis hin zur Panik, bei 8 unterschiedliche Formen von Depressivität feststellbar. Verzweiflung aber auch Gereiztheit und Aggressivität waren daneben am deutlichsten bemerkbar. Berichtet wurden ebenso Einengungen auf Medienberichte bzgl. der Pandemie, Einsamkeit sowie Hilflosigkeits- und Hoffnungslosigkeitserleben. Die ‚Corona-Krise' und die damit verbundenen Einschränkungen waren, so ein zentraler Hinweis aus der Telefonsprechstunde, v. a. für diejenigen eine Herausforderung, die bereits vorher eine gewisse psychische Vulnerabilität bis hin zu psychischen Störungen aufwiesen (7 der 22 AnruferInnen (32 %) befanden sich bereits im Vorfeld in Psychotherapie). Obwohl bekannt ist, dass die akute Symptomatik in einer Krisensituation nur sehr eingeschränkt prognostisch aussagefähig ist, wurde aufgrund des geschilderten

Leidens 14 AnruferInnen (64 %) die (z. T. erneute) Kontaktaufnahme mit einem/einer Psychotherapeut*in oder einer psychotherapeutischen Ambulanz empfohlen, die anderen Ratsuchenden erhielten meist keinen Hinweis auf weitere Unterstützungsmöglichkeiten, nur wenige wurden an andere psychosoziale Hilfsangebote verwiesen.

Existenzielle Therapeut*innen wider willen

Was den Menschen wirklich ausmacht, was seine Existenz im Letzten bestimmt, darum ging es Denkern wie Jean Paul Sartre, Martin Heidegger, Karl Jaspers, Simone de Beauvoir oder auch Albert Camus. Verschiedene Psychotherapierichtungen haben sich in ihrer Theoriebildung und auch in ihrer Praxis nach deren bis heute hoch relevanten und am konkreten (Er-)Leben des Menschen interessierten geistesgeschichtlichen Grundströmung ausgerichtet. Die Daseinsanalyse, die Existenzanalyse und v. a. die Existenzielle Psychotherapie leiten sich in großen Teilen direkt aus den Grundgedanken des Existenzialismus und der Existenzialphilosophie ab. Die dabei besonders einflussreiche Existenzielle Psychotherapie ist „ein dynamischer Zugang zur Psychotherapie, der sich auf die Gegebenheiten konzentriert, welche in der Existenz des Individuums verwurzelt sind" (Yalom 2000, S. 17), so ihr bekanntester Protagonist, Irvin Yalom, und weiter: „Mit ‚existentiell' meine ich einen Ansatz, der vitalistisch, nicht-deterministisch und nichtmechanisch ist, ein Ansatz, der sich auf die ‚Gegebenheiten' der Existenz bezieht, auf die Unsicherheiten, den Sinn und die Zielsetzung des Lebens, auf den Willen, auf Entscheidungs- und Wahlmöglichkeiten, auf Engagement, auf Veränderung der Haltung und Perspektive"(Yalom 2001, S. 313). Hier schon lesen sich die Bestimmungsmerkmale Yaloms wie eine strukturierende Denkhilfe in verwirrenden und irritierenden Katastrophenzeiten. Vier prägnante Themen destilliert die Existenzielle Psychotherapie aus den philosophischen Schriften einerseits und den konkreten psychotherapeutischen Themen (wenn man ihnen wirklich auf den Grund geht) andererseits. Es sind dies Tod, Sinn, Einsamkeit und Freiheit. Sie sollen nun auf die (psychotherapeutische) Situation in Zeiten von ‚Heimsuchungen' angewandt werden:

Existenzialismus und Existenzialphilosophie sowie die genannten aus ihnen abgeleiteten psychotherapeutischen Systeme gehen sämtlich von der Universalität dieser existenziellen Grundparameter des Menschseins aus. So finden wir diese Themenstellungen auch bei allen psychischen Problemen unserer PatientInnen in unterschiedlicher Verteilung und in unterschiedlicher Intensität vor, allerdings meist in wenig bewusster Form (Vogel 2020). Die kollektive Konstellation eines Krisenszenarios allerdings macht sie nun mit großer Wucht explizit und führt ihnen Energie zu. Hier einige wenige Beispiele für eine große Vielfalt von Zusammenhängen:

- Das Einsamkeits- (und Beziehungs-) Thema etwa wird durch Kontakt-beschränkungen und Quarantäne allen Menschen vor Augen geführt. In psychologischen Begriffen sprechen wir von „sozialer Distanz", „inter-personeller Distanz", aber auch non „sozialer Deprivation" (Beck 2020, S. 54). Existenzielle Isolation ist etwas anderes als bloßes Alleinsein in der Folge eines kollektiven Ausnahmeszenarios. Dieses kann allerdings einen Hinweischarakter auf die existenzielle Dimension haben, es wird dadurch existenziell aufgeladen und stärker erlebt. Darin wiederum liegt die Chance, sich mit diesem Grund-datum unseres Daseins zu konfrontieren und sich ihm gegenüber eine Haltung und einen praktischen Umgang zu erarbeiten. Auf der konkreten Ebene ergibt sich z. B. eine „Bestandsaufnahme" der eigenen Sozialbeziehungen; einige werden wichtiger werden, andere werden sich in der Krise weniger bewähren und kommen auf den Prüfstand. Nicht selten kommen einem auch Menschen in den Sinn, an die man vor den Krisenzeiten nurmehr wenig gedacht hatte und man spürt ein Bedürfnis nach Nähe zu ihnen.
- Das Sinnthema wird Gegenstand hitziger Debatten etwa bezgl. der Über-legungen über die Sinnhaftigkeit politischer Maßnahmen. Die hohe Emotionali-tät verweist auf die Notwendigkeit der Suche nach der existenziellen, in der Frage nach dem Lebenssinn zu findenden Basis. Deutlicher wird die existenzielle Sinnthematik in der grundlegenderen und ebenfalls regelhaft in kollektiven Katastrophenszenarien provozierten Frage nach der Sinnhaftigkeit von Tod und Leiden ganz allgemein.
- Das Freiheitsthema steht deutlich im Raum durch Reise- Kontakt- oder Arbeitsverbote. Der postulierte grundlegende Unterschied zwischen der von Anderen und von den ‚Umständen' (etwa der Ansteckungsgefahr durch einen Virus) beschränkbaren äußeren Freiheit und der selbstverantworteten und selbstverfügbaren inneren Freiheit wird hier besonders klar: Eine vor-ordnete Ausgangsbeschränkung etwa kann als Haft und Gefängnis, aber auch als Pendant eines buddhistischen Retreats oder einer christlich-mönchischen Klause interpretiert werden. Je nachdem ändert sich die affektive Reaktion auf die Beschränkung total. Diese Möglichkeit der inneren Stellungnahme,

die von Camus v. a. 1942 in seinem Aufsatz über den Mythos von Sisyphos (Camus 2004) herausarbeitet, wird zum einen in vielen psychischen Störungen nicht oder kaum mehr erlebt oder sie wird wegen der in ihr liegenden Risken gefürchtet. Gleichzeitig gilt jedoch: „Unsere Entscheidungen sind die Atome unseres Wesens, das wir erschaffen" (Yalom 2000, S. 395) und die Möglichkeiten sich anhand äußerer Einschränkungen in inneren Entscheidungen zu üben könnte eine der Aufgabe einer existenziell orientierten Therapie in Katastrophenzeiten werden.

Überblick

Retreat und Klausur in Zeiten von Ausgangsbeschränkungen
Ohne die angstauslösende und einsamkeitsverstärkende Wirkung strikter Ausgangsbeschränkungen wie etwa einer Quarantäne (*quaranta giorni*, 40 Tage Mittelalter, Pest, Seeleute mussten an Bord bleiben) bagatellisieren oder gar leugnen zu wollen, kann doch auf folgende Weisen eine positive Umdeutung von äußerlich auferlegten Bewegungseinschränkungen erfolgen:

- Das Zu-Hause-bleiben kann als Metapher und Übungsmöglichkeit eines verstärken Bei-sich-bleibens verstanden werden. Äußere Einflüsse sind stark reduziert und die Wahrnehmung des „inneren Lebens" wird bei entsprechender Aufmerksamkeitslenkung verstärkt
- Spirituelle Übungen sind leichter in den Tagesablauf einzureihen und können diesem Struktur geben
- Alltägliche Selbstverständlichkeiten werden in ihrer Notwendigkeit hinterfragbar, Zuneigungen und Abneigungen werden spürbarer und neue Alltagsrituale können sich entwickeln
- Neues kann entdeckt und eingeübt werden (äußerlich etwa neue Möglichkeiten der Internetkommunikation, innerlich bisher unbekannte Facetten des Selbst, Interessen und Talente)
- Konsumgewohnheiten können als (innere) Unfreiheit und als Unnötigkeiten erkannt werden, der alltägliche Konsum (etwa Alkohol trinken, Tiere essen, ungesunde Ernährung etc.) tritt verstärkt in den Fokus der Aufmerksamkeit und kann hinterfragt werden
- Beziehungen zu denen „in der Klause" (etwa Familienmitglieder) werden wie durch ein Brennglas verstärkt und können bzw. müssen bearbeitet werden. Das Zuhören und die Gespräche können vertieft

werden und Abgrenzungsbedürfnisse können erklärt und verstanden werden

- Beziehungen zu denen „ausserhalb des Retreats" werden in ihrer Passung für einen selbst hinterfragbar und langsam besteht nur noch zu den wirklich wichtigen Menschen ein Bedürfnis nach Kontakt. Dieser kann achtsam und in Ruhe aufrechterhalten werden (z. B. durch Briefeschreiben)
- Eine etwaige Langeweile kann eine sog. „Sonntagneurose" oder „noogene Neurose" (z. B. Frankl 2015) bewirken, die wichtige und bisher unterdrückte existenzielle Fragen nach Sinn, Wert und Gewissen hervorruft

Zum Weiterlesen:
Grün, A (2020). Quarantäne. Weine Gebrauchsanweisung
Seifrath, J (2014). Buddha at home: Anleitungen für ein Retreat zu Hause.

- Das Todesthema schließlich, das die anderen drei Aspekte umschließt und erweitert, tritt ins kollektive und – wenn nicht abgewehrt – ins subjektive Bewusstsein durch die Konfrontation mit Sterberaten und Bildern des Todes in der eigenen Umgebung und in der Welt. Das existenzielle Todesthema meint aber nicht nur die Konfrontation mit dem biologischen Sterben und der damit u. U., verbundenen fantasierten Vernichtung des Selbst sondern auch die Auseinandersetzung mit der Vergänglichkeit schlechthin. Die Bewusstwerdung von Unbeständigkeit und Vergänglichkeit ist in globalen Katastrophenzeiten besonders virulent, da es sich nun nicht mehr um das eigene Vergehen alleine handelt, sondern wir damit konfrontiert werden, dass auch die gesamte Menschheit endlich (Schmidt 2019), also mit einem „Ablaufdatum" versehen ist, das wir unter normalen Umständen nicht wahrnehmen oder, etwa in Umwelt- und Friedensbewegungen, bekämpfen, das uns aber nun drastisch vor Augen geführt wird. Dies führt zum Erleben von Getrenntheit von Allem und existenzieller Isolation einerseits und zu einem existenziellen Gemeinschaftsgefühl angesichts des drohenden gemeinsamen Untergang andererseits sowie zu Trauerreaktionen. Ängstlich betrauert werden müssen aber auch verlustig gehende psychische Parameter, wie etwa die kollektive und bei manchen Menschen auch ganz subjektive Vorstellung von unbegrenzter Machbarkeit und Grandiosität (s. u.). Katastrophenzeiten bringen in den modernen Zeiten das Todesthema aber auch noch in anderer Weise nach vorne. Spricht Martin Heidegger vom „Vorlaufen in den Tod" als authentische todesbewusste und sterblichkeitsakzeptierende

Existenzform jedes einzelnen Menschen, so bereitet uns z. B. die französische Denkströmung der „Kollapsologie", durchaus befeuert von der aktuellen ‚Corona-Krise', auf das Ende unserer heute bestehende Zivilisation vor, nicht nur als Möglichkeit sondern als absolute Gewissheit und ehrlichem Zukunftsentwurf jenseits aller Verschwörungstheorien (Glaese 2020).

Neben dem Postulat der dem Menschen unvermeidbar gegebenen existenziellen Bedingungen gibt es ein zweites Grunddatum, das der Existenzialismus und die ihm zuzurechnenden Therapieansätze dem Menschen zusprechen. Es ist das der existenziell zu ihm gehörigen und in der Konfrontation mit den existenziellen Parametern, v. a. dem Todesthema unvermeidlichen Verunsicherung. In Zeiten des Notstandes sind neben dieser fundamentalen existenziellen auch weitere aktuelle, zunächst weniger dramatisch erscheinende verunsichernde Parameter auszumachen etwa die Unklarheit bzgl. der Herkunft der Krise, des richtigen Umgangs mit ihr, der damit verbundenen ökonomischen Risiken etc. Diese aktuellen, uns in Ausnameszenarien von Außen treffenden und nicht selten medial dramatisierten Verunsicherungsparameter stellen die Auslöser dar für die für manche Menschen erstmalige Wahrnehmung eines Gefühl einer existenziellen Verunsicherung.

Überblick

Was ist eine existenzielle Verunsicherung?

- Betrifft die existenziellen Themen in ihrer letztendlichen Unfassbarkeit und Unlösbarkeit
- Führt wegen deren Unlösbarkeit in die Verzweiflung
- Ist eine Grenzsituation (ein Begriff von Karl Jaspers, der in ihnen die prinzipiell unvermeidbare Möglichkeit, zu sich selbst zu kommen sieht)
- Fordert eine authentische Reaktion und Enscheidungen
- Erfasst die Wertestruktur des Menschen

Die menschlichen Grundwerte und die existenziellen Themen sind eng miteinander verbunden. Der politische und gesellschaftliche Umgang mit der Corona-Pandemie stellte dabei einen Wert, den der Gesundheit, der Erhaltung der Gesundheit, und bei katastrophalen Verlauf den des Lebens über alle anderen den Bürger bedeutsamen und dem Menschen Sinn verleihenden Werte, z. B. den der äußeren Freiheit (und Freizügigkeit), den von Nähe und Gesellschaft, den der

Arbeit und den der Freude (eine eventuell zu findende Stärkung positiver Werte wie etwa der Solidarität soll durch diese Argumentation nicht verleugnet werden). Dies ist eine bereits ältere (vgl. etwa die Werbespots im TV, bei denen häufig die Gesundheitsprodukte stark überwiegen), nun aber stark angefeuerte aber nicht selbstverständliche Wertehierarchie. Für Werte wie Freiheit und Lebensfreude etwa riskierten noch vor gar nicht so langer Zeit BürgerInnen der DDR Gesundheit und Leben bei Fluchtversuchen. In kollektiven Notsituationen kommt es nun nicht selten zur eindeutigen Unterordnung vieler zentraler Werte unter den der Gesundheit. Sicher ist eine lange Reihe von guten Begründungen dafür zu finden. Psychotherapeutisch jedoch ist diese zumindest potenziell als Infragestellung oder gar Abwertung von (anderen) sinnstiftenden Werten spürbare Dynamik nicht ohne Gefahr, da Wertbindungen stark mit einem kohärenten Selbstgefühl assoziiert sind, relativierte Werte also direkt labilisierend für die psychische Struktur des Menschen sein können. Hinzu kommt, dass durch die in Krisenzeiten gestärkte Macht der Obrigkeiten persönliche Entscheidungen und authentische Lebensentwürfe verhindert werden können.

Wann ist nun aber eine kollektive Ausnahmesituation, z. B. die sog. ‚Corona-Krise' tatsächlich eine existenzielle Krise? Eine Krise unterscheidet sich definitionsgemäß von anderen „schlimmen Zeiten" dadurch, dass die neben einem quantitativ hohem Ausmaß an Schwierigkeiten, Gefährdung und/oder Leid qualitativ eine ihr innewohnende Umbruchsdynamik aufweist, die das Narrativ einer Person, Gruppe oder Gesellschaft in ein Vorher und ein Nachher aufteilt. Ob eine schwierige Situation mit dem heute inflationär benutzen Begriff der Krise bezeichnet werden darf, stellt sich erst durch deren akute Dynamik als die Schwierigkeiten transformierender Wendepunkt heraus, kann also erst durch ihren Verlauf und oft erst an deren Ende definitiv festgestellt werden. Die oben bereits angesprochenen Jaspers'schen Grenzsituationen (er beschreibt 1919 in erster Linie Leid, Kampf, Schuld, Tod und ‚In-der Situation-sein' (Jaspers 1990)) können als Prototypen existenzieller Krisen begriffen werden. „Selbst- und Welterkenntnis ist verunsichert. Auseinandersetzung und Klärung ist von hoher Dringlichkeit, geht es doch um Fragen, wie eine überlebensfähige Restabilisierung erreicht werden kann" (Kick 2015, S. 43). Existenzielle Krisen führen uns ob ihrer Unlösbarkeit und dem damit verbundenen Scheiternmüssen in Angst und Verzweiflung. Die für die psychische Gesundheit so wichtige Selbstwirksamkeitserwartung wird in der Konfrontation mit dem Existenziellen in jeder kollektiven Notsituation schwer herausgefordert. Sie haben etwas schicksalhaftes und Begriffe wie Vorsehung oder Karma kommen in die Debatte. Wenn auch viele der Heimsuchungen unter menschlicher Beteiligungen zustande kamen, so haften ihnen allen eben doch Eigenschaften an, die dem Schicksalsbegriff zugehörig sind (Vogel 2014). Existenziell bedeutsam wird aber nur das erlebt, was uns nah ist. Diese Nähe ist vornehmlich eine soziale, je enger Beziehungen sind, desto existenzieller wird das, was sich ihn ihnen abspielt, für die Beteiligten. In den Monaten der ‚Corona-Krise' wurde aber auch deutlich: Diese Nähe ist auch räumlich darstellbar! Erst seit die Pandemie und die damit verbundenen kommunizierten Sterbezahlen Europa und dann die deutschsprachigen Länder erreichte, wurden die existenziellen Parameter für alle fühlbar konstelliert, sahen sich die Menschen einer Grenzsituation gegenüber. Dass laut UNICEF alle 10 Sekunden auf der Welt ein Kind verhungert (www.unicef.de) wird bis dato nur von einzelnen Individuen, maximalvon kleinen Gruppen, nicht aber vom sozialen Kollektiv als existenzielle Bedrohung erlebt und diese Abwehr ist wohl auch der räumlichen und sozialen Entfernung geschuldet (die Bewusstmachung solcher Gegebenheiten kann in der aus dem Konstruktivismus abgeleiteten und in den systemischen Therapien bekannten Technik des ‚Reframing', also des Überführens eines aktuellen Erlebens in andere Referenzsysteme durchaus nützlich sein, löst dabei wegen seiner durchaus konfrontativen Komponente aber nicht selten erhebliche Widerstände aus).

In kollektiven Notszenarien sind fast immer alle vier oben aufgeführten existenziellen Grundparameter, Tod, Sinn, Einsamkeit und Freiheit, konstelliert! Die mit der Krise assoziierten Affekte, Angst, Sorge, Trauer etc., sind die Einfallstore für das zugrunde liegende Existenzielle, das eigentlich intrapsychisch angesiedelt ist. Existenzielle Krisen sind Krisen der Gesamtidentität und „Krisenbewältigung ist eine Zeit des Schwankens zwischen propulsiven und regressiven Kräften, Phasen von Hoffnung und Niedergedrücktheit, Initiative und Lähmung, Selbstkonfrontation und Verleugnung. Es gibt nicht geradlinige Entwicklungen, sondern Fort- und Rückschritte, Moratorien, Phasen des Stillstands." (Conzen 2017, S. 48).

Tiefenpsychologische Überlegungen 5

5.1 Der gesellschaftliche Ausnahmezustand und das Unbewusste

Persönliche Katastrophen der Unsicherheit, Verlassenheit und (Lebens-) Bedrohung, Erfahrungen von Verlust, Gewalt und Ohnmacht und deren Bewältigung bilden die zum großen Teil unbewusste Grundlage unserer Verarbeitung aktueller individueller oder gesellschaftlicher Krisen. Gleichzeitig treffen aktuelle Notszenarien aber auch auf gesellschaftlich-unbewusste Schichten, in denen die gesellschaftlichen Erfahrungen mit Kriegen, Umweltkatastrophen oder im Falle von Corona von Pest, Cholera und Spanischer Grippe abgelagert sind, denn „in Wirklichkeit ist das gesellschaftliche Unbewusste nicht seelischer sondern sozialer Natur und sein Bezugspunkt ist nicht das individuelle sondern das herrschende gesellschaftliche Bewusstsein." (Zepf 2000, S. 701) Auch sie wirken sich erlebens- und handlungsleitend aus und machen einen Gutteil individual- und sozialpsychologischer und damit auch politischer Reaktionen verstehbarer. Und folgen wir der Analytischen Psychologie C.G. Jungs, dann finden wir am Grund dieses Schichtenmodells des Unbewussten ein ‚Menschheitsunbewusstes' das die Menschheitserfahrungen in sich birgt und im Falle von Katastrophenszenarien archetypische Bilder von Apokalypse und Chaos, aber auch von Hoffnung und Wandlung enthält. Mit all diesen Schichten des Unbewussten zu rechnen heißt in erster Linie, nicht zu vorschnell in Aktion zu gehen, dem Ichkomplex mit seinen Funktionen der Wahrnehmung, des Denkens, des Realitätstestens und der Logik Raum zu geben und dem wahrgenommenen inneren und äußeren Handlungsdruck zu widerstehen. Es heißt auch, die Persönliche und kollektive „Gleichung" ehrlich anzuerkennen und eigene, wenngleich mühsam erworbene, Sichtweisen zwar wertzuschätzen und zu verteidigen, sie in ihrer Allgültigkeit immer wieder zu relativieren.

Ein weiterer unbewusster Faktor ist die bereits genannte symbolische
Aufladung aktueller Gegebenheiten. ‚Corona' als Symbol steht dann nicht
nur für eine bestimmte Virusvariante sondern auch gleichzeitig für Todes-
gefahr, Restriktion, Ohnmacht u. v. m. Wir alle wissen: Viren sind offensiv und
schädigend und benötigen, im Gegensatz zu Bakterien, für ihre Vermehrung einen
Wirt, den sie u. U. sogar töten. All dies schürt ganz implizit archaische Ängste
vor Aggression von außen aber auch, ist der Erreger erst einmal in unseren
Körper eingedrungen, von innen (ins Extrem gesteigerten kennen wir diese
Ängste aus der erfolgreichen Kino-Reihe ‚Alien' von Ridley Scott).

Übersicht

Der „Corona-Komplex": Zur Analytischen Psychologie einer Pandemie
Die psychologischen Komponenten der ‚Corona-Krise' übersteigen
in ihrer Kompliziertheit die des Virus bei weitem (Spitzer 2020). Die
Komplexpsychologie der Analytischen Psychologie kann dabei ein
probates Mittel sein, zu vereinfachen und zu ordnen. Ein Komplex entsteht
durch den Zusammenprall der Psyche mit nicht Bewältigbarem, meist in
der Kindheit, in Ausnahmefällen aber durchaus auch aktuell. „Ausgehend
von Jungs Bezeichnung von Komplexen als „Teilpsychen" verstehe ich die
Komplexe als die grundlegenden Bausteine der Psyche, die sich sowohl
untereinander zu Netzwerken verknüpfen können, als auch einen inneren
Raum haben mit einem eigenen Innenleben." (Bovensiepen 2019, S. 10).
Das besondere Augenmerk der Analytischen Psychologie gilt dabei dem
archetypischen Nucleus eines Komplexes. Dahinter steht die Idee, dass
die relevanten Erfahrungen unseres Lebens sich immer um einige wenige
menschheitsimmanente Grundmuster gruppieren, bipolar aufgebaute
Motive, die eng mit den existenziellen Themen der Menschheit ver-
schwistert sind (Vogel 2018).
V. a. dann, wenn das Ich geschwächt ist, wie eben in allgemeinen Zeiten
der Verunsicherung, „konstellieren" sich Komplexe. So ist auch die zentrale
Emotion eines ‚Corona-Komplexes' Verunsicherung und Angst, der Kern-
archetyp ist wohl der Archetyp des Todes. Ein konstellierter Komplex wirkt
magnetartig und zieht alle anderen psychischen Operationen so wie auch
Wahrnehmung und Denken in seinen Bann, die Welt wird zu einer ‚Corona-
Welt'. Folgt man den Konzepten der Analytischen Psychologie, so sind
konstellierte Komplexe zudem immer auch Eingangstore ins Unbewusste
und Zugänge zu dem, was C.G. Jung den menschlichen „Schatten" nannte.

Gerade die Tatsache, dass das Virus sehr konkret etwas Fremdes *in* uns darstellt, bringt ihn in die Nähe des Schattenhaften, denn der Schatten ist das Ungelebte und Ungeliebte, das uns weitgehend unbekannte oder für immer Fremdbleibende, das wir dennoch in uns vorfinden. Komplexe müssen soweit wie möglich bewusst gemacht werden, um ihre u.U. neurotisierende Wirkung einzudämmen. Gleichzeitig enthalten sie ein energetisches und kreatives Potenzial, das Entwicklung und Fortschritt fördern kann.

5.2 Die kollektive Krise und der Körper

Viele gesellschaftliche Ausnahmesituationen bedrohen die körperliche Unversehrtheit. Hinzu kommt: „Die pandemische Bedrohung reduziert den Menschen auf seine physische Dimension und schließt psycho-soziale und spirituelle Aspekte aus." (Frick 2020, S. 1). Es kommt zu einer Fokussierung auf die physische Dimension unseres Seins. Eine Identifikation zwischen Köper und Selbst, die in den westlichen Industrienationen ohnehin seit Jahrzehnten propagiert wird, wird verstärkt. Gleichzeitig aber zwingt eine Viruspandemie wie Corona etwa unerbittlich zur ‚Arbeit' dieser in unserer Gesellschaft so gängigen Gleichsetzung. Wenn mein Körper infiziert ist, ist es dann auch mein Selbst? Oder: Ist mein Selbst, (z. B. durch Sorgen, eingeschränkte Aufmerksamkeitslenkung auf nurmehr krisenrelevante Informationen, soziale Rückzugstendenzen) schon infiziert, lange vor meinem Körper? Kann es eine körperliche Infektion (oder Erkrankung) überhaupt geben, ohne dass mein Selbst dadurch destabilisiert wird? Hier läge wohl ein psychotherapeutisches Ziel, sowohl mit körperlich Kranken, ja sterbenden Menschen, aber auch mit solchen, die aus einer Identifizierung heraus schon in körperlich gesunden Zeiten Sorgen, Ängste oder Psychosen entwickeln.

5.3 (Schatten-)Projektionen

Unter einer Projektion versteht man in der analytisch-psychologischen Sicht ein „die Hinausverlagerung eines subjektiven Vorganges in ein Objekt; … indem ein subjektiver Inhalt dem Subjekt entfremdet und gewissermaßen dem Objekt einverleibt wird" (Jung 1921, GW 6. § 793). Unaushaltbare innere Zustände aber auch Teile unseres Unbewussten werden im Anderen erlebt und können in ihm bekämpft werden. Als Projektionsflächen besonders geeignet ist das Unbekannte, das aber irgendwo doch einen, wenn auch geringen realen Anknüpfungspunkt für das eigene Dunkle birgt. In Zeiten der gesellschaftlichen Verunsicherung blüht v. a. die (subjektive wie auch kollektive) Schattenprojektion, also die Projektion der eigenen „dunklen" Seelenanteile, etwa Aggressivität, Unbarmherzigkeit etc. auf. Der Feind, die Natur, oder auch das Coronavirus, sie werden dann das „Böse" schlechthin, sie bekommen im subjektiven Empfinden durch diese Schattenaufladung eine „teuflische", übermächtige und angstmachende Dimension, die sich durchaus von der Realität der tatsächlichen Gefahrenlage unterscheiden kann. Dies wirkt sich in einem zweiten Schritt auf die vermeindlichen realen Träger der Gefahr, die Erkrankten und „Infizierten" aus, die leicht zu Schattenträgern gemacht werden können. So berichtet etwa eine bayrische Tageszeitung von einer steigenden Aggressionsneigung mit dem beispielhaften Zitat: „So einer (der in der Nähe anderer hustet, wie sich später herausstellte wg. Asthma) gehört erschossen" (Donau Kurier 3/2020).

Unterstützt wird dieser, allen Menschen eigene, projektive Vorgang durch die medial vermittelten übergeordneten Zusammenhänge etwa der Corona-Pandemie. Seine primäre Lokalisierung in China oder Medienberichte, SARS-CoV-2 verdanke sein Gefährdungspotenzial dem Handel auf Tiermärkten, und in Schlachthöfen fänden sich besondere „hot-spots' der Pandemie, addieren hierzu u. U. stark verdrängte Schattenaspekte von Fremdenfeindlichkeit und Tiergrausamkeit. Das Ineinandergreifen subjektiv-psychischer Projektionsvorgänge und gesellschaftlich gegebener Zeitumstände wird hier besonders deutlich.

5.4 Regressionen

Bedrohung und Angst sowie körperliche Bedürftigkeiten, allen voran Krankheit, fördern in jedem Menschen die ihm innewohnende Neigung zur Regression. Darüber hinaus gilt: „Sowohl die staatliche als auch die medizinische paternalistische Fürsorge in Covid-19-Zeiten" (Frick 2020, S. 5) übt regressiven Druck auf die Einzelnen aus, ja benötigt gar deren Regression, um ihre reglementierenden Anordnungen durchzusetzen. Unterstützt wird dies durch eine die erwachsenen, auf diversifizierte Information angewiesenen Denkformen erschwerende mediale Berichtspraxis, denn: „Die Medien schränken die Informationsvielfalt zugunsten einer breitgestreuten Gesundheitserziehung ein" (ebd. S. 3).

> **Übersicht**
>
> Die Kennzeichen der Regression
>
> - Affektives Erleben wie in früheren, meist infantilen Zeiten
> - Abnahme rational-kognitiver Kompetenzen
> - Unmittelbarer und schwer aufschiebbarer Handlungsdruck
> - Suche nach einer sicherheitsspendenden Gruppenzugehörigkeit oder einer „erwachsenen" Sicherheitsperson

Es kommt zur Gefahr der „Herrschaft der Exekutive" und einer „Expertokratie" (Lessenich   2020,   https://www.fes.de/akademie-management-und-politik/veroeffentlichungen/mup-interviews/solidaritaet-in-zeiten-der-krise),   die   die regressiven Bedürfnisse der Menschen zu befriedigen vermag,

5.5   Der Katstrophenzustand als Lebensform

„Die Coronakrise ist die Krise einer Lebensform", so stellt die Berliner Philosophin Rahel Jaeggi fest und plädiert für eine radikale Nutzung der Krise als „Umschlagpunkt" (Jaeggi 2020, S. 11). Dieses auf die Gesamtgesellschaft ausgerichtete Statement trifft uns in der psychotherapeutischen Praxis u. U. sehr individuell, nämlich dann, wenn die Erfahrungen, die ein/e Patient*in in Zeiten des Ausnahmezustandes macht, den höchsteigenen Lebensstil nicht mehr gültig sein lassen und neue Lebensweisen gefunden werden müssen. Aktuell zu bemerken ist aber auch eine Entwicklung der ‚Corona-Krise' selbst zu einer eigenständigen Lebensform. Es geht zum einen um ein ‚sich einrichten' in der Krise, ein ‚es sich bequem machen' bis hin zur Nutzung der Krise für seine eigenen (ökonomischen aber durchaus auch psychischen) Vorteile, das alles mit der Gefahr, im Kampf für eine Überwindung der Notsituation nachzulassen und diejenigen, die nicht profitieren zu übersehen. Zum andern ist aber auch auf die Gefahr der Beibehaltung der evtl. zur Krisenbewältigung nowendig gewesenen sozialen und individuellen Anpassungsleistungen über den Krisenzeitraum hinaus hinzuweisen.

5.6   (Neue?) Abwehrformen in Zeiten kollektiver Verunsicherung

Als Abwehr bezeichnet man in der Psychoanalyse das heuristische Konstrukt unbewusster Prozeduren, um bedrohliche Inhalte oder den Bedrohungsaffekt selbst vom Bewusstsein fernzuhalten. Dazu bedient sich die Psyche unterschiedlicher Strategien, die für unseren Zusammenhang bedeutendsten seien hier aufgeführt:

- Intellektualisieren und Rationalisieren
  Im Allgemeinen ist hier der Versuch gemeint, angstauslösende innere oder äußere Wahrnehmung durch die Entwicklung einer logischen, vernünftigen, am besten ‚wissenschaftlichen' Theorie zu erklären, sie damit evtl. zu kontrollieren und ihr so den Schrecken zu nehmen. In Katastrophenzeiten wird dieser Abwehrkomplex besonders deutlich durch ein bisweilen suchtartig ausgeprägtes „information-seeking" Verhalten. In der aktuellen Zeit der Corona-Pandemie wurden diverse Informationsportale, ‚Corona-Ticker', Sondersendungen, Aktivitäten in des sozialen Netzwerken u. v. m. initiiert und zum Teil exzessiv genutzt. Die alte psychoanalytische Regel, dass Abwehr immer nur teilweise erfolgreich sein kann wird durch den Befund deutlich, dass Studien zufolge das Ausmaß der Inanspruchnahme von Informationskanälen gleichzeitig auch mit der psychischen Belastung der Konsumenten korreliert: „Exposure to graphic television images may exacerbate psychological symptoms in disaster situations" (Ahern et al. 2002, S. 289). Bezogen auf die aktuelle Corona-Lage zeigt sich, „that repeated media exposure to community crisis can lead to increased anxiety, heightened stress responses that can lead to downstream effects on health, and misplaced health-protective and help-seeking behaviors" (Rose et al. 2020, S. 355). Diese Befunde führten zur bereits genannten dringenden psychologischen Forderung nach Beschränkung der Informationsaufnahme (die DPtV etwa empfiehlt max. zwei Nachrichten tägl. zur Corona-Pandemie).
- Bebildern
  Folgt man den klassischen Ausführungen Sigmund Freuds, so ist neben der Sublimierung v. a. eine „ästhetische Einstellung" (bei ihm allerdings bezogen auf das Lebensziel) ein probates Mittel zur Überwindung, besser zur Kompensation schwer aushaltbarer Seelenzustände (Freud 1930, GW Bd 14). Ästhetisierung meint natürlich nicht automatisch ein Umsetzen in Bilder. In der Medienberichterstattung werden uns jedoch täglich oft sehr ‚ästhetische',

bunte und grafisch kunstvolle und kreative Bilder des uns so gefährdenden Virus vorgeführt. Dies bewirkt mindestens zweierlei: Erstens bekommen wir buchstäblich ‚ein Bild' von der bisher unheimlichen weil unsichtbaren Bedrohung, das die Unsicherheit reduzieren und durch die Materialisierung und ‚Aufhübschung' des Krankheitserregers auch Kontrollillusionen aufbauen kann. Zweitens ermöglicht uns das Bild eine Distanzierung, wir nehmen das Virus außerhalb von uns wahr, können uns von ihm entfernen oder es (in der Fantasie) bekämpfen. Psychoonkologische Imaginationsübungen und kunsttherapeutische Interventionen bauen auf dieser Distanzierungsmöglichkeit im Bild auf.

- „Wegscherzen"
Witze, Satire, Kabarett etc. zu Themen der kollektiven Notlage bringen ebenso wie die Bebilderung zunächst eine Distanzierung und über das „darüber Sprechen" auch eine gewisse Kontrolle der Angst mit sich. Gleichzeitig entsteht, so Freud schon zu Beginn des letzten Jahrhunderts, ein Lustgewinn (das Lachen) und eine Entlastung dadurch, dass ein Teil des Verdrängten kurzzeitig und bekömmlich hervortreten und evtl. sogar aggressiv attackiert werden darf. Die soziale Komponente des Witzeerzählens (oder Satireschauens) tut ihr Übriges zur Entlastung von der zugrunde liegenden Angst (Freud 1905).

- Narzisstische Abwehrformen
Eine kollektive Krise ist immer auch eine narzisstische Krise, für den/die Einzelnen und für das gesamte soziale Kollektiv. Jegliche Besonderheit wird desillusioniert, wenn Bedrohungen und die darauf folgenden Beschränkungen alle gleich treffen und die Möglichkeit einer globalen Vernichtung durch die Katastrohe, die Bewusstwerdung, dass der Mensch ein wohl nicht dauerhaft existierendes Wesen sein könnte, gibt der entstehenden Angst zusätzlich enorme Energie. Aus der Selbstpsychologie kennen wir drei wichtige Abwehrformen, die auch in kollektiven Notlagen sowohl beim Einzelnen wie auch sozial zu beobachten sind, nämlich die Behauptung eigener Grandiosität („mich trifft's nicht") sowie die Suche nach einem Grandiosem Retter („Virologe meines Vertrauens", „Wissenschaft meines Vertrauens") und schließlich die Suche nach Zugehörigkeit (etwa zu Gleichdenkenden). Letztere fördert Verschwörungstheorien, Gruppenabgrenzungen, Fan-Kulturen (z. B. Bevorzugung einzelner Meinungsführer) und die Definition der „Gruppe der Wissenden". Dabei entsteht der aus der Radikalisierungsforschung bekannte sog. ‚Echoraum', d. h. Informationen werden gesucht und gefunden, die die eigene Ansicht bestätigen (Baehr 2019).
All diese narzisstischen Mechanismen gehen mit einer mangelnden Empathie den Anderen gegenüber einher, die sich im öffentliche Raum etwa durch Ent-

solidarisierungen (z. B. Hamsterkäufe) zeigt. Generell, darauf weisen uns die Selbstpsycholog*innen hin, ist es entweder der depressive Rückzug oder die Aggression, die als Reaktion auf das Versagen einer narzisstischen Abwehr folgen; beides Reaktionen, die wir bei nicht wenigen Mitmenschen während kollektiver Ausnahmezeiten verstärkt wahrnehmen (s.o.).

Das Katastrophenszenario und die Angst

6

Berichte und Bilder aus anderen europäischen Staaten, deren Gesundheitssystem schnell unter den Anforderungen der beginnenden Corona-Pandemie zusammenbrach, befeuerten ein soziales Angstszenario. Angst um die eigene Gesundheit und die Gesundheit der Liebsten (sog. „Krankheitsängste") sowie um Sozialkontakte und den Verlust des bisherigen Lebens standen am Anfang, dann auch manifeste und latente Todesangst. „Sekundäre Ängste" und Realängste (Wie ist die Versorgungslage? Wer versorgt mich, wenn ich allein zu Hause bin? Wie komme ich an lebenswichtiges Geld? Verliere ich meine Arbeit?) und Über-Ich Ängste (Was ist heute noch erlaubt? Übertrete ich gerade ein Verbot?) setzen sich auf diese existenziellen Ängste und werden von diesen umgekehrt verstärkt und „existenziell aufgeladen".

Angst ist die zu einer erlebten Bedrohung gehörige ‚gesunde' Emotion mit einer gefühlsmäßigen, einer kognitiven, einer motorischen und einer physiologischen Komponente, die sämtlich miteinander in Beziehung stehen. Angst wird also nicht immer nur durch den Affekt erlebt, den wir alltagssprachlich unter Angst oder Furcht bezeichnen, sondern kann durch andere Komponenten (z. B. erhöhten Puls, Engegefühl etc.) ausgedrückt werden. Angst ist mehr oder weniger fokussiert (z. B. Phobien) und hat funktionale und dysfunktionale Anteile (bei den sog. „Angststörungen" überwiegen diese dysfunktionalen Anteile, es kommt z. B. zu Panik, kognitiver Einengung oder problematischem Vermeidungsverhalten). Wie erste Studien aus China verdeutlichen, erhöht die Pandemie und zusätzlich die Quarantäne das Auftreten von Angststörungen (um ca 30 %) und Depressionen (um ca 20 %), (Univ. Shenzhen, Spiegel 16/2020). Da Angst aber kein rein intrapsychisches Geschehen ist, sind auch sozialpsychologische Variablen einzubeziehen. Psychologisch können kollektive Angstszenarien subjektiv unterschiedlich verarbeitet werden, und jeder dieser

Verarbeitungsmodi findet auch soziale und politische Entsprechungen. Insgesamt fällt dieses soziale Gesamtszenario auf eine individuelle, biografiebedingte psychische Konstitution und eine jeweils subjektive „Geschichte mit der Angst". V. a. durch die mediale Informationspolitik und die damit zusammenhängenden selektiven Bilder (Leichentransportkorsos in Italien, Kühllaster mit Toten in New York), die über keinerlei informativen Mehrwert verfügen, entwickelte sich eine stark ausgeprägte generalisierte Angst (Sorge). Dies führte zu individuellen und kollektiven Abwehrmechanismen (s. u.), aber auch, den psychologischen Lerntheorien entsprechend, zur gewünschten Verhaltensänderung durch ein Vor-Augen-Führen negativer Konsequenzen (sog. „Schwarze Pädagogik"). Auch eine kritische Auseinandersetzung erfolgte kaum, kaum einer wagte einen Einspruch, es kam zu einem gespenstischen „Konsens der Ängstlichen", Bindungs- und Sicherheitsverhalten setzte ein und die Menschen scharten sich um ihre politischen Führer, auch wenn sie diese vor kurzem noch völlig ablehnten. Massivere Bedenken gegen die ein oder anderen politischen Maßnahmen konnten sich folgerichtig erst nach dem Abflauen der gefühlten Bedrohung und der Angst formieren und sind nicht selten, wie etwa im Falle der Verschwörungstheorien, ihrerseits abwehrdurchtränkt.

Dass angstinduziertes Verhalten nicht immer negative Auswirkungen haben muss zeigt die Tatsache, dass in den deutschsprachigen Ländern die Infektionszahlen im Frühling 2020 rasch und gut eingedämmt wurden. Andererseits führte die Angst zu zahlreichen unerwünschten Nebenwirkungen. Da ist zum einen das mit ihr verbundene Ohnmachts- und Hilflosigkeitserleben, das sekundär zu depressiven Störungen führen kann. Zum andern ist Angst, v. a. wenn sie dauerhaft ist, kreativitätshinderlich und stark resilienzmindernd sowohl auf körperlicher (Schwächung des Immunsystems) als auch auf psychischer Ebene und erhöht somit das Infektionsrisiko. Drittens führt die Angst zu einer (im Kampf- und Fluchtmodus sinnvollen) Aufmerksamkeitsfokussierung auf das ganz eigene Überleben der gerade wahrgenommenen Gefährdung. Das Leid anderer Menschen kann u. U. weniger wahrgenommen werden und eigene nicht mit der fokussierten Bedrohung assoziierte Symptome verlieren an Bedeutung oder werden abgewehrt. Dies führt u. a. dazu, dass Menschen mit Herzinfarktanzeichen oder Krebs zu spät in die Kliniken gehen (auch von dort wurden über lange Zeit vorwiegend Angstszenarien medial verbreitet) und zu spät behandelt werden und andere Katastrophenszenarien in der Welt (z. B. Hungerkatastrophen, Klimakatastrophe) kaum mehr zur Geltung kommen (s. o.). Man muss berücksichtigen, dass dieselbe Angst, die in kollektiven Ausnahmeszenarios zu Schutzverhalten führt und damit Leben rettet, durch ihr Übermaß u. U. auch Leben kostet.

Verunsicherung und der Verlust an Eindeutigkeiten

7

Am Beispiel der Corona-Krise wird deutlich: Kollektive Gefahrenszenarien konfrontieren mit mangifach Unbekanntem und Ungewissen. Schon in „normalen" Zeiten hat unsere Gesellschaft mit dem schmerzhaft erlebten Verlust von vermeidlichen Eindeutigkeiten zu tun, was z. B. in den teils hoch emotional geführten Zuwanderungs- oder Transgenderdebatten deutlich wird. Die reflexhaften unmittelbaren Reaktionen sind Verunsicherung und Unsicherheit als kollektive und individuelle Gefühlslagen. Gleichzeitig ergibt sich in Katastrophenzeiten eine unmittelbare Notwendigkeit zu Handeln und auf diese Verunsicherung mit oft weitreichenden Entscheidungen zu antworten, obwohl wir Menschen eigentlich mit Rückzug, Abwarten und bestenfalls forcierter Reflexion reagieren möchten. Sich gegenseitig aufschaukelnd haben wir es bei kollektiven Ausnahmeszenarien auch mit äußeren Verunsicherungen durch uneindeutige Informationen der Entscheidungsträger, radikal veränderte Lebensabläufe, ohne eigene Kontrolle auferlegte und ungewiss lange andauernde Beschränkungen oder auch uneindeutige wissenschaftliche Forschungsdaten zu tun. V. a. letzteres führt zu kollektiven und subjektiven Unsicherheiten und der Suche nach Deutungshoheiten, da gerade die Naturwissenschaften, denen in unserer Kultur allen z. T. durchaus vehement vorgebrachten Relativierungen seitens der Wissenschaftstheorie und der Wissenssoziologie zum Trotz mehr und mehr der Nimbus der Wahrheitsfinderin zugeschrieben wurde, keine eindeutigen Aussagen kommunizieren konnten. Lange öffentlich nicht wahrgenommen wurde, dass biologische und statistische Daten einem interaktionellen Deutungs- und Auslegungsprozess unterliegen, der sehr von der jeweiligen Wissenskultur und den momentanen Kontextbedingungen abhängt. So kann es durchaus sein, dass dieselben Daten von unterschiedlichen Wissenschaftler*innengruppen unterschiedlich bewertet und kommuniziert werden. Die beiden Münchner auf

Erkenntnistheorie spezialisierten Philosophen Mukerji und Mannino (2020) weisen darauf hin, es sei „auf keinen Fall hilfreich, die teils harten Dissense herunterzuspielen, die zwischen Experten bestehen" (S. 59). Sie stellen fest, dass einiges in der ‚Corona-Krise' dem „Vertrauen in wissenschaftliche Expertise – ein öffentliches epistemisches Gut – nicht zuträglich" sei, u. a. deshalb, weil Wissenschaftler*innen, wie andere Menschen auch, „im Kontext von Anreizsystemen handeln" (S. 62 f.). Innerhalb der wissenschaftlichen community ist diese Tatsache bekannt, und der wissenschaftliche Erkenntnisprozess besteht in einem nicht unerheblichen Ausmaß in der parallelen Sichtung unterschiedlicher Daten-Interpretationen. Sog. ‚Konsenspapiere' sind dann immer die vorläufigen (End-) Ergebnisse. Hinzu kommen an dieser Stelle nicht näher diskutierbare Phänomene, die unter dem Stichwort des „postfaktischen" („postfaktisch" wurde 2016 von der Gesellschaft für Deutsche Sprache zum Wort des Jahres erklärt und beschreibt vereinfacht ausgedrückt ein Auseinanderdriften von als bewiesen erachteten Evidenzen und „gefühlten Wahrheiten") zusammengefasst werden. Ein auf die durch mangelnde Eindeutigkeit entstehende Ent-Idealisierung und Ent-Täuschung folgender Verlust an Vertrauen in die Aussagen der medial auftretenden wissenschaftlichen Protagonisten führt zur Abwehr der Verunsicherung z. B. durch Meinungsradikalisierungen oder durch radikale Hinwendung zu einzelnen Meinungsführer*innen unter Ausser-Acht-Lassung der Relativität auch deren Expertise.

Hinzu kommt nun, dass die durch die aktuelle Katastrophenlage forcierten existenzielle Themen per definitionem verunsichernd sind, ja die durch sie ausgelösten Verunsicherung ist in den Augen vieler Philosoph*innen sogar der Königsweg zur Selbstwerdung (s. o.). Dies gilt unabhängig von der Ursache, die uns mit der Bewusstwerdung der existenziellen Themen konfrontiert. Es kann sich um kollektive Bedrohungsszenarien genauso handeln wie um subjektiv-biografische Ereignisse wie etwa ein Todesfall in nahen Beziehungen oder eine eigene schwere Erkrankung.

Sozial wie individuell kommt es zu immer wieder scheiternden Versuchen der „Vereindeutigung", also etwa für die Frage nach der adäquaten Reaktion auf den Corona-Virus oder die Lösung des menschlichen Sinnproblems eindeutig als richtig zu erkennende Lösungen zu finden. Dieses aktuelle Geschehen vollzieht sich in einer psychohistorischen Situation, die bereits 2012 von dem der Münsterianer Islamwissenschaftler Thomas Bauer als global feststellbare Vereindeutigungstendenzen und fortschreitenden Rückzug von Mehrdeutigkeit und Vielfalt diagnostiziert worden war. Er stellt einen substanziellen „Rückgang an Mannigfaltigkeit" fest und argumentiert für eine Steigerung individueller und gesellschaftlicher Ambiguitätstoleranz und dem „Aushalten von Zwei-deutigkeiten". Die Antworten auf die existenziellen Themen des Daseins jeden-falls können nur mehrdeutig sein. In der psychotherapeutischen Situation führt die intrapsychisch brisante Lage des letztendlichen Nicht-Wissens (sowohl bzgl. der aktuellen Katastrophenlage wie auch bzgl. der zugrunde liegenden existenziellen Parameter) zu unterschiedlichen Phänomenen: In der Übertragung versuchen nicht wenige PatientInnen den/die Therapeut*in zur Person des Ver-trauens (auch etwa in Sachen ‚Corona') zu erklären, von diesen Aussagen über ihre Einschätzung zu erhalten und dadurch eine identifikatorische Sicherheit zu erlangen. Andererseits kommt es in der Gegenübertragung oft zu einem schwer aushaltbaren Drang, dem/der Patient*in doch dessen irrationale Sicht der Dinge ‚auszureden' und durch die eigene Anschauung zu ersetzen. In der therapie-immanenten Selbstbeobachtung stellt der/die Therapeut*in dann fest, dass das therapeutische Gespräch durch einen politischen oder gar biologischen Diskurs um die richtige Dateninterpretation ersetzt wurde. Hinzu kommt, dass auch viele Psychotherapeut*innen Schwierigkeiten bzgl. der Akzeptanz von Aporien, also inhärenten Unlösbarkeiten in ihrem Fach und evtl. in ihrem gesamten Leben haben.

Literatur zum Weiterlesen

Bauer, Th (2018): Die Vereindeutigung der Welt. Über den Verlust an Mehrdeutigkeit und Vielfalt

Mukerji, N., Mannino, A. (2020): Covid-19: Was in der Krise zählt. Über Philosophie in Echtzeit

Spiritualität in Zeiten der Verunsicherung

8

Seit langem kann anhand der vorliegenden Studienlage von einem größtenteils positiven Zusammenhang zwischen Spiritualität und psychischer Gesundheit ausgegangen werden (z. B. Zwingmann und Klein 2013). Im psychotherapeutischen Kontext ist daher von begrüßenswerten Einflüssen von Spiritualität auf die Entwicklung von Resilienz sowie die Bewältigung individueller und gesellschaftlicher Krisen auszugehen. Der komplexe und schwer endgültig bestimmbare Begriff der Spiritualität rekurriert meist auf ein Selbst- und Weltverständnis, das die Einzelperson und das Materielle übersteigt (transzendiert) samt der dazugehörigen Erfahrungsdimension und Emotionalität. Spiritualität ist übergeordnete Haltung, Lebenspraxis und Methode und umkreist in all diesen Punkten die existenziellen Themen des Menschseins, wie sie oben beschrieben wurden. Die „spirituelle Frage", also die Frage ob es etwas gibt, das über mich hinausreicht und mich (mein Ich bzw. mein Selbst) transzendiert, und die „religiöse Frage", ob ich mich rückbinde an einen Glauben oder gar eine Kirche, sie stellen sich quasi reflexhaft in der Konfrontation mit dem Existenziellen. Dabei wird in der überwiegenden Mehrheit der dazu inzwischen aufgelegten Studien ein positiver Zusammenhang zwischen Spiritualität und der Bewältigung existenzieller Krisen (untersucht wurden hier v. a. körperliche Krankheiten) festgestellt (z. B. Paragment und Raiya 2007). Der evangelische Geistliche Maximilian Friedrich Scheibler (1759–1840) beschrieb bereits 1816 in seinen ‚Öffentlichen Bekundungen während des Krieges': „Wahre Religiosität hat in Kriegszeiten einen sehr hohen Werth" (S. 35) da sie uns z. B. „geduldiger und weiser" werden lässt, und bis heute wird immer wieder wird von Wissenschaftler*nnen und Journalist*nnen eine Hinwendung zur Religion, ein „Aufschwung öffentlicher Religiösität" (Hölscher 2005, S. 299) in Kriegszeiten festgestellt. Auch Viktor Frankls (1905–1997) Schilderungen des innigen „religiösen Erlebens" (Frankl

2010, S. 84) seiner KZ-Mithäftlinge und seine Beobachtungen, was denn zum Überleben der Inhaftierten beitrug, weisen in Richtung der Relevanz einer spiritueller Haltung in kollektiven Ausnahmezeiten.

Literatur zum Weiterlesen

Frick, E., Roser, T. (Hg.) (2009). Spiritualität und Medizin. https://www.covid-spiritualcare.com/ (Zwar eigentlich für den seelsorgerischen Bereich geschrieben, enthält dieses Portal auch für Psychotherapeut*innen anregendes und informatives Material)

Therapiepraktische Überlegungen 9

9.1 Psychotherapie als Wissenschaft

Nur kurz sei in diesem Abschnitt darauf hingewiesen: Ganz generell, das konnte gezeigt werden, hat die Notwendigkeit der Entwicklung einer Psychotherapie für Zeiten kollektiver Verunsicherungen positive Konsequenzen für die aktuelle psychotherapie-(wissenschaftliche)-Entwicklung. Stichworte sind hierzu die Notwendigkeit einer verstärkten und schulenunabhängigen Berücksichtigung existenzieller Parameter in unseren Vorstellungen von Pathogenese, eine ebenso schulenungebundene Konzeption der therapeutischen Beziehung als intersubjektives Geschehen und drittens schließlich eine grundsätzliche Verankerung des Wissens um Uneindeutigkeit, Aporie und Erkenntnisskepsis in der Disziplin (vgl. z. B. Burda 2019).

9.2 Die therapeutische Beziehung in Zeiten kollektiver Verunsicherung

Die Tatsache der Konstellation existenzieller Themen und das Vorherrschen eines Gefühls von Uneindeutigkeit und Verunsicherung betrifft die therapeutische Beziehung in hohem Maße. „Eine erhöhte Sensibilität für existenzielle Fragen beeinflusst das Wesen der Beziehung zwischen Therapeut und Patient enorm und wirkt sich auf jede einzelne therapeutische Sitzung aus" (Yalom 2002, S. 11). Die therapeutische Beziehung ist in Zeiten *gemeinsamer* Verunsicherung und *gemeinsamer* Auseinandersetzung mit existenziellen Themen zweifach und in gegenteiliger Richtung verändert: In Zeiten des „social distancing" muss auch zwischen Therapeutin und PatientIn ein ausrechender „Sicherheitsabstand" ein-

R. T. Vogel, *Psychotherapie in Zeiten kollektiver Verunsicherung*, essentials, https://doi.org/10.1007/978-3-658-30946-6_9

gehalten werden, die damit verbundene physische Distanz führt u. U., und das muss berücksichtigt und besprochen werden, auch zu einer wahrgenommenen psychischen Distanz (s. o.). Gleichzeitig erfolgt aber eine existenzielle „therapeutische Gefährtenschaft" (Dorst 2020, S. 51) durch die Konfrontation mit einem gemeinsam Gegebenen, durch die gleichermaßen erlebte Bedrohung und die durch sie bewusst werdenden existenziellen Themen. Die kollektive Ausnahmesituation wird zum „gemeinsamen Projekt" von Patient*in und Therapeut*in, ganz genau wie das in allen existenziellen Themen immer der Fall und aus der therapeutischen Arbeit im Umfeld des Existenziellen etwa in der Arbeit mit Sterbenden oder Trauernden schon lange bekannt ist (Vogel 2012, 2019).

Die Gegenübertragung wird u. U. zusätzlich beeinflusst durch von den Patient*innen berichete ‚unsympathische' und unsolidarische Aktionen (Hamsterkäufe) oder als „dumm" daherkommende Verschwörungstheorien.

Überblick: Verschwörungstheorien

Der Begriff der ‚Verschwörungstheorien' hat seinen historischen Ausgangspunkt evtl. in der deutschen ‚Dolchstoßlegende' nach dem zweiten Weltkrieg, betrat die öffentliche Bühne aber erst nach dem Attentat auf John F. Kennedy. Sie schaffen narzisstischen Gewinn und sind als Sicherheit spendende Narrative von der Möglichkeit, in einer Situation äußerer und innerer Gefahr zu überleben, zu lesen und ähneln hiermit den historisch bekannten Weltuntergangserzählungen (vgl. z. B. Reuter 2020).

Die Bildung der oft in sich widersprüchlichen und nur ungenau formulierten Verschwörungstheorien korreliert stark mit dem Ausmaß der gefühlten existenziellen kollektiven Verunsicherung und stehen explizit im Kontrast zur kommunizierten Mehrheitsmeinung. Berichten Patient*innen Verschwörungstheorien erschwert dies bisweilen die therapeutische Einfühlung zusätzlich zu eventuell wahrgenommenen Einfühlungshindernissen, wenn man als Therapeut*in selbst mit der Ausnahmesituation geschuldeten Sorgen und Nöten belastet ist. Dies verführt den/die Therapeut*in zur Sachargumentation und zum politischen Diskurs, mit der Folge der zumindest teilweisen Aufgabe der primär einfühlenden und hermeneutischen psychotherapeutischen Position. Es geht hier darum, das implizite Motiv für die Bildung oder die Übernahme einer bestimmten

Wertehaltung oder Verschwörungstheorie aufzuspüren, das oft in basalen Bedürfnissen nach Sicherheit, Einfachheit, Orientierung und Zugehörigkeit, aber auch -existenziell betrachtet- nach Sinnfindung und Freiheit (Rückgewinnung der Deutungshoheit) zu finden ist.

Existenzielle Themen und die sie bewusst machenden kollektiven Ausnahmeszenarien greifen zudem die ,psychische Struktur' an, im einzelnen Subjekt wie in der Gesellschaft, und drücken u. U. das Strukturniveau (z. B. mittels der oben dargestellten regressiven Menchanismen) herab. Diese Gefahr lauert für Patient*innen wie auch für Therapeut*innen! Zusätzlich forcieren solche Situationen eine gegenseitige, lange vor Corona-Zeiten in der Analytischen Psychologie so benannte „psychische Infektion" denn „es ist (…) mit keinem Kunstgriff zu vermeiden, dass die Behandlung das Produkt einer gegenseitigen Beeinflussung ist, an welcher das ganze Wesen des Patienten sowohl wie das des Arztes teilhat" (Jung 1929 § 163).

Therapeutische Beziehung lässt sich aus dieser Sicht definieren als eine enge kognitiv-emotionale, v. a. aber unbewusste Verbundenheit von Therapeut*in und Patient*in zum Zwecke der Entwicklungsförderung (und Gesundung) der letzteren. Kriterium ist dabei der Grad der von beiden Seiten zugelassenen (emotionalen) Nähe. Die Selbstpsychologie benutzt hier den Terminus der ,mutual transformation' (z. B. Schamess 2012, S. 10) und die in der modernen Psychotherapie an erster Stelle zu findende Beziehungstheorie der „Intersubjektivitätstheorie" entwickelt diese kontextuellen und z. T. auch konstruktivistischen Ansätze weiter unter dem Schlagwort des „Risikos der Verbundenheit" (Jaenicke 2006). Notwendig ist daher eine Art „psychischer Immunisierung". Sie ermöglicht das ,Aushalten-Können', d. h. infiziert zu werden, ohne selbst eine Krankheit zu entwickeln. Auch zu einer ,Desinfektion' die das zumindest temporäre „Loswerden" negativ wirkender Introjekte möglich macht, ist zu raten. Eine fundierte und kontinuierliche Supervision und evtl. Selbsterfahrung sind hier die Mittel der Wahl.

Zum Weiterlesen

Vogel, RT (2016). Alchemie und Beziehung. Übertragung und Gegenübertragung in der Analytischen Psychologie.
Jaenicke, Ch (2014). Die Suche nach Bezogenheit. Eine intersubjektiv-systemische Sicht

9.3   Konsequenzen für die therapeutische Praxis

Die Aussagen von Psychotherapeut*innen bzgl. des manifesten Stellenwerts einer aktuellen kollektiven Ausnahmesituation als Thema der therapeutischen Gespräche sind äußerst heterogen. Von „überhaupt kein Thema" bis hin zu „Thema in jeder Stunde" reicht die Palette und es drängt sich der Eindruck auf dass, wie bei den generellen existenziellen Themen des obigen Kapitels, auch bzgl. der aktuellen Katastrophenszenarien die Haltung des/der Therapeut*in auschlaggebend ist, ob solch existenziell hochaufgeladene Aspekte angesprochen werden können oder nicht. So ist es wohl nicht unwahrscheinlich, dass ängstliche Therapeut*innen das Thema entweder vermeiden oder kontraphobisch-intellektualisierend gerade als kognitives Diskursthema nach vorne bringen, um durch die Überzeugungsarbeit am/an der Patient*in gleichzeitig und implizit auch sich selbst von der Gefährlichkeit oder auch der Banalität des Virus zu überzeugen. Da beiderseits v. a. Angst die therapeutische Arbeit beeinflusst, hier noch einige Vorschläge zur konkreten Praxis am Beispiel des Corona-Themas:

> Übersicht: Umgang mit Corona-Ängsten in der Therapie
>
> - Validieren des Bedrohungsgefühls
> - Self-disclosure bzgl. gemeinsamer Betroffenheit
> - Suche nach Ich-Stärkenden Maßnahmen
> - Suche nach als Referenz dienenden Bedrohungsszenarien in der Biografie
> - Überleiten auf die mehr oder weniger manifest zutage tretenden existenziellen Themen
> - Allgemeine Wirkfaktoren wie Sicherheit vermitteln und Hoffnung geben
> - Geduld und Vertrauen

Die persönliche Anstrengung der Beteiligten ist nicht alleine für den Verlauf seelischer Entwicklung verantwortlich, sondern viele oft völlig unbekannte und in jedem Fall aber unbeeinflussbare Variablen, wie etwa ein aktueller Pandmieverlauf, spielen hier hinein. Die Auseinandersetzung mit den Abläufen kollektiver Katstrophenszenarien braucht die ebengleichen Tugenden von Geduld (und dem damit bisweilen einhergehenden Erdulden) und des Vertrauens, der

Hoffnung in die Entwicklung. So kann in der therapeutischen Arbeit vice versa die soziale Situation auf den therapeutischen Prozess und der therapeutische Prozess als Blaupause eines bewältigenden Umgangs mit dem unbeeinflussbaren Verlauf der kollektiven Notlage genutzt werden. Gerade in unsicheren therapeutische Gewässern gilt es für uns, die Anwält*innen des therapeutischen Prozesses zu sein und die aktuell vorgebrachten Themen zu psychotherapeutischen zu machen.

Was Sie aus diesem *essential* mitnehmen können

- Die psychotherapeutische Arbeit in kollektiven Notfallszenarien erfordert die Einbeziehung sozialpsychologischer, notfallpsychologischer und tiefenpsychologischer Kenntnisse
- Weitreichende soziale Verunsicherungen machen die existenziellen Parameter unseres Daseins bewusst
- Allgemeine Ängste oder auch eine bestehende psychische Symptomatik werden dadurch existenziell ‚aufgeladen' und gewinnen an Brisanz
- Die Psychotherapie bearbeitet die existenziellen Faktoren und die mit ihnen und der kollektiven Ausnahmesituation verbundene existenzielle Verunsicherung

Literatur

Ahern, J, Galea, S, Resnick, H, Vlahov, D (2002).Television Images and Probable Posttraumatic Stress Disorder After September 11: The Role of Background Characteristics, Event Exposures, and Perievent Panic. J Nerv Ment Dis 2004 Mar;192(3):217–26

Baehr, D (2019). Der Weg in den Jihad. Berlin: Springer

Bauer, Th (2018). Die Vereindeutigung der Welt. Über den Verlust an Mehrdeutigkeit und Vielfalt. Stuttgart: Reclam

Beck, V (2020). Die ungewollte soziale Distanz in Zeiten der Corona-Pandemie. Eine Analyse der psychischen Auswirkungen. In: Bering, R, Eichenberg, Ch (Hg) (2020). Die Psyche in Zeiten der Corona-Krise. Herausforderungen und Lösungsansätze für Psychotherapeuten und soziale Helfer. Stuttgart: Klett-Cotta. S. 54–64

Benoy, Ch. (Hg.) (2020) Covid-19 – Ein Virus nimmt Einfluss auf unsere Psyche. Einschätzungen und Maßnahmen aus psychologischer Perspektive. Stuttgart: Kohlhammer

Bering, R, Eichenberg, Ch (Hg) (2020). Die Psyche in Zeiten der Corona-Krise. Herausforderungen und Lösungsansätze für Psychotherapeuten und soziale Helfer. Stuttgart: Klett-Cotta

Bovensiepen, G (2019). Die Komplextheorie. Ihre Weiterentwicklungen und Anwendungen in der Psychotherapie. Stuttgart: Kohlhammer

Burda, G (2019). Pandora und die Metaphysica medialis: Psychotherapie, Wissenschaft, Philosophie. Münster: Waxmann

Camus, A (2004). Der Mythos des Sisyphos. Rheinbeck: Rowohlt, 14. Aufl.

Conzen, P. (2017). Die bedrängte Seele. Identitätsprobleme in Zeit der Verunsicherung. Stuttgart: Kohlhammer

Dorst, B (2020). Auf der Suche nach der Weisheit des Herzens. In: Müller, L., Müller, A. (Hg.): Quintessenz – Wofür es sich lohnt zu leben. Stuttgart: Opus Magnum. S. 47–58

Frankl, V (2010). „… trotzdem ja zum Leben sagen". Ein Psychologe erlebt das Konzentrationslager. München: Kösel

Frankl, V (2015). Der Wille zum Sinn. Göttingen: Hogrefe

Freud, S. (1905). Der Witz und seine Beziehung zum Unbewussten. GW Bd 6. Frankfurt a. M.: Fischer

Freud, S. (1930). Das Unbehagen in der Kultur. GW Bd 14. Frankfurt a. M.: Fischer

© Der/die Herausgeber bzw. der/die Autor(en), exklusiv lizenziert durch Springer Fachmedien Wiesbaden GmbH, ein Teil von Springer Nature 2020
R. T. Vogel, *Psychotherapie in Zeiten kollektiver Verunsicherung,* essentials,
https://doi.org/10.1007/978-3-658-30946-6

Frick, E (2020). Spiritual Care in Containment-Zeiten. Spiritual Care 3/2020, in Druck

Frick, E., Roser, T. (Hg.) (2009). Spiritualität und Medizin. Gemeinsame Sorge für den kranken Menschen. Stuttgart: Kohlhammer

Gabriel, M (2020). Die meisten liberalen Demokratien haben eine Ausgangssperre verhängt – doch ist sie ethisch betrachtet wirklich gerechtfertigt? NZZ 26.03.20

Glaese, J.C. (2020). Warten auf den Kollaps? Philosophie Magazin 04/20, S. 55–60

Grün, A (2020). Quarantäne. Eine Gebrauchsanweisung. Freiburg: Herder

Hölscher, L (2005). Geschichte der protestantischen Frömmigkeit in Deutschland. München: CH Beck

Imai T, Telger K, Wolter D, Heuft G (2008). Reality of psychotherapeutic care with regard to outpatient psychotherapy of elderly people in Münsterland (Westf.) Z Gerontol. Geriatr. 41/6, S. 486–496

Jaeggi, R. (2020). „Das TINA-Prinzip durchbrechen". Philosophie Magazin 4/20, S. 11

Jaenicke, Ch (2006). Das Risiko der Verbundenheit. Intersubjektivitätstheorie in der Praxis. Stuttgart: Klett-Cotta

Jaenicke, Ch (2014). Die Suche nach Bezogenheit. Eine intersubjektiv-systemische Sicht. Frankfurt a. M.: Brandes u. Apsel

Jaspers, K. (1990). Psychologie der Weltanschauungen. Berlin: Springer

Jung, C.G. (1921). Psychologische Typen. GW 6, Olten: Walter

Jung, C.G. (1929) Probleme der modernen Psychologie. GW 16, Olten: Walter

Kast, V (2017). Der schöpferische Sprung. Vom therapeutischen Umgang mit Krisen. Ostfildern; Patmos

Kick, H.A. (2015). Grenzsituationen, Krisen, kreative Bewältigung. Prozessdynamische Perspektiven nach Karl Jaspers. Heidelberg: Universitätsverlag Winter

Kröger, Ch (2013). Psychologische Erste Hilfe. Göttingen: Hogrefe

Lasogga F (2008) Psychische Erste Hilfe (PEH). In: Lasogga F., Gasch B. (Hg.) Notfallpsychologie. Springer, Berlin, Heidelberg

Lasogga, F, Gasch, P (Hg.) (2008). Notfallpsychologie. Lehrbuch für die Praxis Berlin: Springer

Mukerji, N., Mannino, A. (2020). Covid-19: Was in der Krise zählt. Über Philosophie in Echtzeit. Stuttgart: Reclam

Pargament, K I & Raiya, H A (2007). A decade of research on the psychology of religion and coping: Things we assumed and lessons we learned. Psyke & Logos, 28, 742–766

Garfin, D. R., Silver, R. C., & Holman, E. A. (2020). The novel coronavirus (COVID-2019) outbreak: Amplification of public health consequences by media exposure. Health Psychology, 39(5), 355–357

Hawryluck, L, Gold, WL, Robinson, S, Pogorsky, St, Galea, S., Styra, R (2020). SARS Control and Psychological Effects of Quarantine, Toronto, Canada. Emerg Infect Dis 2004;10(7):1206–12

Schamess, G. (2012). Mutual Transformation in Psychotherapy. Clinical Social Work Journal 40, S. 10–22. Springer

Scharff, JS (2018). Psychoanalysis Online 4: Telenalytic practice, Teaching and Clinical Research. Routledge

Schedlich, C (2020). Psychosoziale Herausforderungen in der COVID-1p Pandemie. In: Behring, R, Eichenberg, Ch (Hg.). Die Psyche in Zeiten der Corona-Krise. Herausforderungen und Lösungsansätze für Psychotherapeuten und soziale Helfer. Stuttgart: Klett-Cotta S. 15–27

Scheibler (1816): Öffentliche Bekundungen während des Krieges. Sulzbach: Seidel'sche Kunst- und Buchhandlung

Schmidt, I (2919). Über die Vergänglichkeit. Eine Philosophie des Abschieds. Hamburg: Edition Körber

Seifrath, J (2014). Buddha at home: Anleitungen für ein Retreat zu Hause. München: Nymphenburger Verlag

Spitzer, M (2020). Je höher die digitale Dosis, desto größer das Gift. Augsburger Allgemeine 4.5.20

Taylor, ST. (2020). Die Pandemie als psychologische Herausforderung. Gießen: Psychosozial Verlag

Trudon, T (2020). 7 Therapists on How They're Coping With the Coronavirus Pandemic. GQ

Vogel, RT (2005). Verhaltenstherapie in psychodynamischen Behandlungen. Theorie und Praxismanual für eine integrative Psychodynamik in ambulanter und stationärer Psychotherapie. Stuttgart: Kohlhammer

Vogel, RT (2014). Schicksal und Psychotherapie. Therapieschulübergreifende Anregungen. Berlin: Springer

Vogel, RT (2012). Todesthemen in der Psychotherapie. Ein integratives Lehrbuch zur Arbeit mit Sterben, Tod und Trauer. Stuttgart: Kohlhammer

Vogel, RT (2016). Alchemie und Beziehung. Übertragung und Gegenübertragung in der Analytischen Psychologie. In: Gödde, G., Stehle, S. (Hg.): Die therapeutische Beziehung in der psychodynamischen Psychotherapie. Ein Handbuch. Gießen: Psychosozial. S. 385–403

Vogel, RT (2018). Analytische Psychologie nach Cg Jung. Stuttgart: Kohlhammer

Vogel, RT (2019). Der Tod und die Psychotherapie. Schwierigkeiten und Chancen eines nahen Verhältnisses. PiD 1/19, S. 49–54

Vogel, RT (2020). Existenzielle Themen in der Psychotherapie. Stuttgart.

Yalom, I (2000). Existenzielle Psychotherapie. Köln: Ed. Human, Psychol.

Yalom, I (2001). Jeden Tag ein bisschen näher. München: btb

Yalom, I (2002). Der Panama-Hut. München: btb

Zepf, S (2000). Allgemeine psychoanalytische Neurosenlehre, Psychosomatik und Sozialpsychologie. Gießen: Psychosozial

Zielasek, J, Gouzoulis-Mayfrank, E. (2020). Psychische Störungen werden zunehmen. Dt. Ärzteblatt PP 6/20, S. 251–253

Zwingmann, Ch, Klein, K (2013). Sind religiöse Menschen gesünder und wenn ja warum? Spir Care 2/13, S. 21–36

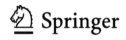
}essentials{

Ralf T. Vogel

Schicksal und Psychotherapie

Therapieschulübergreifende
Anregungen

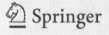

Jetzt im Springer-Shop bestellen:
springer.com/978-3-662-44761-1

Printed in the United States
By Bookmasters